· 执业医师资格考试通关系列 ·

中医执业助理医师资格考试表格速记

（医学综合）

吴春虎　主　编

阿虎医考研究组　组织编写

全国百佳图书出版单位
中国中医药出版社
·北　京·

图书在版编目（CIP）数据

中医执业助理医师资格考试表格速记/吴春虎主编.
北京：中国中医药出版社，2025.3. ——（执业医师资格
考试通关系列）. —— ISBN 978 – 7 – 5132 – 9188 – 0

Ⅰ. R2

中国国家版本馆 CIP 数据核字第 202418RD77 号

中国中医药出版社出版

北京经济技术开发区科创十三街 31 号院二区 8 号楼
邮政编码　100176
传真　010 – 64405721
廊坊市佳艺印务有限公司印刷
各地新华书店经销

开本 787 × 1092　1/32　印张 14　字数 340 千字
2025 年 3 月第 1 版　2025 年 3 月第 1 次印刷
书号　ISBN 978 – 7 – 5132 – 9188 – 0

定价　79.00 元
网址　www.cptcm.com

服 务 热 线　010 – 64405510
购 书 热 线　010 – 89535836
维 权 打 假　010 – 64405753

微信服务号　zgzyycbs
微商城网址　https://kdt.im/LIdUGr
官 方 微 博　http://e.weibo.com/cptcm
天猫旗舰店网址　https://zgzyycbs.tmall.com

前　　言

　　执业医师资格考试是行业准入考试，是评价申请医师资格者是否具备从事医师工作所必需的专业知识与技能的考试。其特点是考点覆盖面广、涉及科目多、难度要求高，所以每年总通过率往往不足40%。因此，在成为一名医生之前，执业医师资格考试是一道必须通过的难关。

　　欲过此关，首先要做到知己知彼。

　　知彼　执业医师考试涉及科目众多，跨越中医基础、临床各科、伦理法规等多个方面。考试题量大、时间紧，许多没有提前进行过模拟试卷演练的考生甚至来不及做完。

　　知己　国家规定医学生本科毕业后一年方可报考执业医师资格考试，而此时多数考生已进入临床工作或研究生阶段，临床、科研工作繁重，复习时间紧张。如果没有高度总结、重点突出的复习资料，很可能在复习中投入的时间不少，却难以提高成绩。因此，一本系统、简练的参考书非常重要。

针对上述情况，我社作为国家中医药管理局中医师资格认证中心大纲、指导用书的指定出版社，在紧扣2025版大纲的最新要求，潜心研究历年真题的基础上，特为广大考生编写了这本《中医执业助理医师资格考试表格速记》。该书的特色如下：

去粗取精　市面上多见的执业医师资格考试辅导书厚如砖头，其中40%的内容是很少甚至从不出题的知识点。本书大胆地删去这些大纲虽然要求但很少出题的内容，标出出题率高的考点，为考生节省复习时间。

全文表格　本书用表格的方式归纳整理考试内容，使考点有序整齐，文字精练，重点词突出，方便考生记忆。书中将重要考点的表格标题加星，并将表格中局部的重要内容标色，让考生一目了然、抓住重点。

小巧便携　本书设计为口袋本，方便考生随身携带，随时翻阅，充分利用碎片时间，见缝插针，积少成多，记下每一个考点，最终敲开执业医师的大门。

希望本书能够陪伴各位考生在执业医师资格考试的备考之路上顺利前行，马到成功。更希望各位考生在未来的职业生涯中不断求索，勇攀高峰。

目 录

第 一 篇

中医基础理论

第一单元 中医学理论体系

考点 中医学理论体系的主要特点

特点			具体内容
整体观念	人体是一个有机的整体		
	人与自然环境、社会环境具有统一性		
辨证论治	病、证、症		①病——疾病。②证——证候。③症——症状和体征
	辨证论治的概念	辨证	①分析四诊所收集的资料、症状和体征。②辨清疾病的病因、性质、部位，邪正之间的关系。③概括、判断为某种性质的证
		论治	根据辨证结果，确定相应的治疗方法
	同病异治		同一疾病可因人、因时、因地的不同，出现不同的证型，而采用不同的治法
	异病同治		不同疾病在发展过程中出现性质相同的证型，采用同样的治疗方法

第二单元　阴阳学说

考点　阴阳学说的基本内容★

基本内容	概念	举例
对立制约	互相斗争、互相制约、互相排斥	寒者热之，热者寒之；阴胜则阳病，阳胜则阴病
互根互用	相互依存、相互为用	孤阴不生，独阳不长；阴阳离决，精气乃绝
交感互藏	相互感应而交合，相互作用、包含	天地氤氲，万物化醇；男女构精，万物化生
消长平衡	对立双方的增减、盛衰、进退	阴消阳长，阴长阳消
相互转化	在一定条件下向其相反的方向转化	重阴必阳，重阳必阴；寒极生热，热极生寒
常考选句：天地者，万物之上下也；阴阳者，血气之男女也；左右者，阴阳之道路也；水火者，阴阳之征兆也；阴阳者，万物之能始也		

考点 阴阳学说在中医学中的应用

在组织结构和生理功能方面的应用★

阴阳分类	脏腑分阴阳	昼夜分阴阳
阳中之阳	心	上午
阳中之阴	肺	下午
阴中之阴	肾	前半夜
阴中之阳	肝	后半夜
阴中之至阴	脾	

第三单元　五行学说

考点 五行学说的概念

五行归类★

自然界						五行特性	人体					
五味	五色	五化	五气	方位	季节		五脏	五腑	五官	形体	情志	五声
酸	青	生	风	东	春	木曰曲直	肝	胆	目	筋	怒	呼

续表

自然界						五行特性	人体					
五味	五色	五化	五气	方位	季节		五脏	五腑	五官	形体	情志	五声
苦	赤	长	暑	南	夏	火曰炎上	心	小肠	舌	脉	喜	笑
甘	黄	化	湿	中	长夏	土爰稼穑	脾	胃	口	肉	思	歌
辛	白	收	燥	西	秋	金曰从革	肺	大肠	鼻	皮	悲	哭
咸	黑	藏	寒	北	冬	水曰润下	肾	膀胱	耳	骨	恐	呻

考点　五行学说的基本内容

分类	概念	举例
相生	五行之间有序的递相资生、助长和促进的关系	木→火→土→金→水→木
相克	五行之间存在着有序的递相克制、制约的关系	木→土→水→火→金
制化	五行中一行亢盛时，必然随之有制约，防止亢而为害	
相乘	一行对其所胜的过度制约或克制（太过、不及）	木乘土，土乘水，水乘火，火乘金，金乘木
相侮	一行对其所不胜的反向制约和克制（太过、不及）	木侮金，金侮火，火侮水，水侮土，土侮木

分类	概念	举例
母病及子	五行中一行异常，影响其子行，导致母子两行皆异常	肝病及心
子病及母	五行中一行异常，影响其母行，导致母子两行皆异常	肝病及肾

第四单元　五脏

考点　五脏的生理功能与特性★

五脏	特性	生理功能	生理意义
心	①心主通明。 ②心火宜降	主血脉	①心气充沛，推动血液运行。②心有生血作用
		主神志	心为五脏六腑之大主，君主之官
肺	①肺为华盖。 ②肺为娇脏。 ③肺气宣降	主气，司呼吸	①主呼吸之气。②主一身之气（生成宗气、调节全身气机）
		主行水	肺为水之上源
		朝百脉，主治节	助心行血

续表

五脏	特性	生理功能	生理意义
脾	①脾气上升。②喜燥恶湿。③脾为孤脏	主运化	脾为气血生化之源，运化水谷和水液
		主统血	脾气统摄血液在脉中运行
肝	①肝为刚脏。②肝气升发	主疏泄	①促进血液和津液的运行。②促进脾胃运化和胆汁分泌排泄。③调畅情志。④促进男子排精和女子行经
		主藏血	①涵养肝气。②调节血量。③濡养筋目
肾	①主蛰藏。②肾气上升	藏精，主生长发育生殖与脏腑气化	肾具有贮存、封藏精的生理功能；肾精、肾气促进机体生长发育与生殖功能成熟
		主水	有赖于肾阳气化
		主纳气	保持吸气的深度，防止呼吸表浅

考点 五脏之间的关系 ★

五脏	两者/三者之间的关系	五脏	两者/三者之间的关系
心、肺	血液运行，呼吸吐纳	肺、脾、肾	水液代谢
心、肾	水火既济、精神互用、君相安位	肝、脾	疏泄与运化的相互为用、藏血与统血的相互协调
心、肝、脾	血液运行	肝、肾	精血同源，藏泄互用
肺、脾	气的生成、水液代谢	肺、肝	气机升降
脾、肾	肾为先天之本，脾为后天之本	肺、肾	水液代谢、呼吸运动、阴阳互资

考点 五脏与五体、五官九窍、五志、五液和季节等的关系 ★★

五脏	五体	外华	五官九窍	五志	五神	五液	季节
肝	筋	爪	目	怒	魂	泪	春
心	脉	面	舌	喜	神	汗	夏
脾	肉	唇	口	思	意	涎	长夏
肺	皮	毛	鼻	忧（悲）	魄	涕	秋
肾	骨	发	耳及二阴	恐（惊）	志	唾	冬

第五单元　六腑

考点　六腑的生理功能与特性、五脏与六腑之间的关系★

腑	别称	生理功能	特性	与五脏关系（表里关系）
胆	①中正之官。 ②中精之府	贮藏和排泄胆汁	胆气主升， 性喜宁谧	肝：分泌胆汁，肝主疏泄； 胆：贮藏胆汁，胆主决断
		主决断		
胃	①水谷之海。 ②太仓	主受纳水谷	胃气通降， 喜润恶燥	脾胃：纳运相成，升降相因，燥湿相济
		主腐熟水谷		
小肠	受盛之官	主受盛化物	升降相因， 清浊分别	心：心火下降，保证小肠化物； 小肠：泌清，保证心血充足
		主泌别清浊		
		小肠主液		
大肠	传导之官	主传化糟粕	以降为顺， 以通为用	肺：肺司呼吸，有赖于大肠通畅； 大肠：主传导主津，有赖于肺气肃降
		大肠主津		
膀胱	①津液之府。 ②州都之官	汇聚水液	司开阖	肾：主水，司开阖，控制膀胱开阖； 膀胱：开阖有度则贮尿排尿正常
		贮存和排泄尿液		

腑	别称	生理功能	特性	与五脏关系（表里关系）
三焦	①决渎之官。②中渎之腑。③孤府	通行诸气，运化水液（三焦气化）	上主纳，中主化，下主出	

第六单元　精、气、血、津液、神

考点　精★

精的概念	广义	包括气、血、津液等人体一切精微物质
	狭义	专指生殖之精
精的生成		由禀受于父母的先天之精及来源于吸入清气与水谷精微的后天之精相融合而生成
精的功能	繁衍生命	由先天之精与后天之精合化而生成的生殖之精，具有繁衍生命的作用
	濡养作用	精能滋润濡养人体各脏腑形体官窍
	化血作用	①精可以转化为血，是血液生成的来源之一。②精既可以单独存在于脏腑组织中，也可不断地融于血液中

续表

精的功能	化气作用	先天之精可以化生先天之气（元气），水谷之精可以化生谷气，再加上肺吸入的自然界清气，综合而成一身之气
	化神作用	精是神化生的物质基础之一
	抗邪作用	精具有保卫机体、抵御外邪入侵的功能

考点 气★

气的运动	基本形式：升、降、出、入	
	脏腑之气运动规律：升已而降、降已而升，升中有降、降中有升	
气的功能	推动作用	①推动人体的生长发育。②推动脏腑经络组织器官的功能活动。③推动津液的生成、输布和排泄
	温煦作用	温暖全身
	防御作用	防御外邪入侵并驱逐侵入人体内之病邪
	固摄作用	固护统摄体液
	中介作用	气能感应传导信息以维持机体的整体联系

气的分类	元气	即原气，是人体生命活动的原动力
	宗气	即胸中之气，由肺吸入之清气和脾胃运化的水谷精气结合而生成
	营气	即运行于脉中、具有营养作用的气，主要由脾胃运化的水谷精气所化生
	卫气	即运行于脉外、具有保卫作用的气，主要由脾胃运化的水谷精气所化生

考点 血

血的生成	生化之源		①水谷之精化血。②肾精化血
	与血生成相关的脏腑	脾胃	脾胃运化水谷精微所产生的营气和津液是其主要的物质基础
		心肺	营气和津液上输心肺，与吸入之清气结合，心阳温煦，化赤为血
		肾	肾藏精生髓，精髓化生为血；肾精化生元气，促进脾胃运化助血生成
	血的功能		濡养作用：营养和滋润全身
			化神作用：是机体精神活动的主要物质基础
血的运行	影响因素		①气的推动、温煦、固摄。②脉道通畅无阻。③血液的质量。④病邪
	影响血液运行的相关脏腑	心	心气推动血液在脉中运行，为血运行的基本动力
		肺	肺气宣发肃降，调节气机，助心行血
		肝	肝主疏泄并主藏血，调节血液循环与血液量的平衡
		脾	脾主统血而使血在脉内运行，防止血液溢出脉外

考点 津液

津液的生成	①脾主运化。②小肠主液。③大肠主津	
津液的输布	①肺气宣降以行水。②脾气转输布散津液。③肾气蒸腾气化水液。④肝气疏泄促水行。⑤三焦决渎利水道	
津液的排泄	①以汗液和呼气的形式在肺之宣发和呼吸的作用下排出体外。②以尿液的形式在肾气作用下排出体外。③以粪便的形式排出一部分	
津液的功能	滋润濡养	滋润皮毛、肌肤、眼、鼻、口腔，濡养内脏、骨髓及脑髓
	充养血脉	是组成血液的主要成分，化生血液，滋养、滑利血脉

考点 神

神的概念	广义	指人体生命活动的主宰及其外在总体表现的统称
	狭义	指意识、思维、情志等精神活动
神的生成	先天之神，是神志活动的原动力，由先天精气所生，为生命之根本	
	物质基础：精、气、血、津液	
神的功能	①调节精气血津液的代谢。②调节脏腑的生理机能。③主宰人体的生命活动	

考点　精、气、血、津液、神之间的关系

气与血的关系

气与血的关系		具体概念或含义
气为血帅	气能生血	血的生化过程离不开气化
	气能行血	气行则血行，气滞则血瘀
	气能摄血	气对血液具有统摄作用，使之循行于脉中，主要是通过脾气统血来实现
血为气母	血能养气	血足气旺
	血能载气	气随血脱

气与津液的关系

气与津液的关系	具体概念或含义
气能生津	气是津液化生的动力
气能行津	津液在体内的输布和排泄依赖于气的升降出入，通过肺、脾、肾、三焦、膀胱等脏腑共同的气化作用，可以实现气对津液的行津、化水功能
气能摄津	气对津液具有固摄作用
津能载气	津液是气的载体，津液的流失也会使气受损耗
津能生气	脏腑阳气蒸腾温化，津液化生为气

精、血、津液之间的关系

三者的关系	具体概念
精血同源	精与血都由水谷精微化生和充养，化源相同；两者之间又互相资生，互相转化，并都具有濡养和化神等作用
津血同源	血和津液都由饮食水谷精微所化生，都具有滋润濡养作用，二者之间可以相互资生，相互转化。由于汗由津液化生，故又有"汗血同源"之说

精、气、神之间的关系

三者的关系	具体概念
气能化精、摄精	气的运行不息能促进精的化生；气又能固摄精，防止其无故耗损外泄
精能化气	人体之精在气的推动激发作用下可化生为气。各脏之精化生各脏之气，而藏于肾中的先天之精化为元气，水谷之精化为谷气
精与气化神	精与气都是神得以化生的物质基础，神必须得到精和气的滋养才能正常发挥作用
神驭精气	人体脏腑形体官窍的机能活动及精气血等物质的新陈代谢，都必须受神的调控和主宰

第七单元 病因

考点 六淫 ★

分类	性质特点
风邪	①轻扬开泄，易袭阳位。②善行数变。③百病之长。④风性主动
寒邪	①寒为阴邪，易伤阳气。②寒性凝滞。③寒主收引
暑邪	①暑为阳邪，其性炎热。②暑性升散，易扰心神，伤津耗气。③暑多夹湿
湿邪	①湿为阴邪，易伤阳气。②湿性重浊。③湿性黏滞，易阻气机。④湿性趋下，易袭阴位
燥邪	①燥性干涩，易伤津液。②燥易伤肺
火邪	①火为阳邪，燔灼炎上。②易扰心神。③伤津耗气。④生风动血。⑤易致疮疡

考点　七情内伤

七情与脏腑的关系	心在志为喜，肝在志为怒，脾在志为思，肺在志为忧，肾在志为恐
七情内伤致病特点	喜则气缓，怒则气上，思则气结，恐则气下，惊则气乱，悲则气消

考点　劳逸失度

分类	致病特点
过度劳累	劳伤筋骨，如"久立伤骨，久行伤筋"。劳力过度伤气，如"劳则气耗"
	劳神过度伤心脾
	房劳过度伤肾精
过度安逸	安逸少动，气机不畅
	阳气不振，正气虚弱，如"久卧伤气，久坐伤肉"
	用脑过少，神气衰弱

第八单元　发病

考点　发病的基本原理

正气不足是发病的基础	①正虚感邪而发病。②正虚生邪而发病。③正气强弱可决定发病的证候性质
邪气是发病的重要条件	①邪气是疾病发生的原因。②影响发病的性质、类型和特点

考点　发病类型

类型	概念	临床意义
感邪即发	感邪后立即发病，发病迅速	新感外邪较盛，情志剧变，毒物
徐发	感邪后缓慢发病	内伤邪气致病
伏而后发	感受邪气后，病邪在体内潜伏一段时间，过时发病	外感疾病及某些外伤
继发	在原发疾病的基础上，继而发生新的疾病	肝阳上亢所致的中风
合病	指外感病初起时两经同时受邪而发病	感邪较盛，正气相对不足
并病	一经病证未罢又出现另一经病证的发病特点	病位传变之中

续表

类型	概念	临床意义
复发	疾病的缓解阶段，在某些诱因的作用下，疾病再度发作	余邪未尽，正气未复，或慢性病变宿根未除

第九单元　病机

考点　邪正盛衰

邪正盛衰与虚实变化

虚实病机	邪气盛则实，精气夺则虚	
虚实变化	虚实错杂	虚中夹实，如脾虚湿滞
		实中夹虚，如邪热炽盛兼津液损伤
	虚实真假	真实假虚，又称"大实有羸状"
		真虚假实，又称"至虚有盛候"

考点　阴阳失调

分类		病机特点或概念
阴阳偏盛	阴偏盛	阴盛则寒，阴胜则阳病
	阳偏盛	阳盛则热，阳胜则阴病
阴阳偏衰	阴偏衰，即阴虚	阴气不足，阴不制阳，阳气相对亢盛的虚热证
	阳偏衰，即阳虚	阳气不足，阳不制阴，阴气相对偏亢的虚寒证
阴阳互损	阴损及阳	阴虚为主的阴阳两虚状态
	阳损及阴	阳虚为主的阴阳两虚状态
阴阳格拒	阴盛格阳	表现为真寒假热证
	阳盛格阴	表现为真热假寒证
阴阳亡失	亡阴	体液大量耗损，阴液严重匮乏而欲竭的危重证候
	亡阳	体内阳气极度衰微而表现出阳气欲脱的危重证候

考点 精、气、血失常

分类	包括内容
精的失常	精虚、精的施泄失常（失精、精瘀）
气的失常	气虚：化生不足、耗伤太过、功能减退所导致
	气滞：气的运行不畅，郁滞不通
	气逆：气升太过或降之不及，以致气逆于上
	气陷：气的上升不足或下降太过，气虚升举无力而下陷
	气闭：气机闭阻，外出障碍，清窍闭塞，昏厥
	气脱：气不内守，大量亡失，功能突然衰竭
血的失常	血虚、血瘀、出血
精气血失调	精气两虚、精血不足、气滞精瘀、血瘀精阻
气血失调	气滞血瘀、气虚血瘀、气不摄血、气随血脱、气血两虚

第十单元 防治原则

考点 治则★

分类		应用
正治（逆治）	热者寒之	热证
反治（从治）	热因热用	阴盛格阳的真寒假热证
	寒因寒用	阳盛格阴的真热假寒证
	塞因塞用	用补益药物治疗有闭塞不通症状的虚证，即真虚假实证
	通因通用	用通利药物治疗有通泻症状的实证，即真实假虚证
治标	急则治标	如鼓胀，先治腹水，后治肝病
治本	缓则治本	如肺痨肺肾阴虚证，滋补肺肾之阴
调整阴阳	壮水之主，以制阳光	虚热证
	益火之源，以消阴翳	虚寒证
三因制宜	因时制宜	用寒远寒，用热远热
	因人制宜	少年慎补，老年慎泻
	因地制宜	根据不同地域环境特点考虑用药

第 二 篇

中医诊断学

第一单元　望诊

考点　望神

分类		临床表现						临床意义
		神志	面色	两目	动作	呼吸	肌肉	
得神		清楚	荣润	明亮	灵活	平稳	不削	正气充足，精气充盛（健康） 正气未伤，精气未衰（病轻）
少神		不振	少华	乏神	迟缓	倦怠乏力 少气懒言	松软	正气不足，见于素体虚弱、病情较轻、病后恢复期
失神	精亏 神衰	萎靡	无华	晦暗	艰难	微弱	肉削骨著	正气大伤，常见于久病、重病
	邪盛 神乱	神昏谵语，循衣摸床，撮空理线，猝然昏倒，两手握固，牙关紧急						急重患者
假神		精神转佳，目光转亮，言语不休，想见亲人，欲进饮食，两颧泛红如妆						精气衰竭已极，阴不敛阳，虚阳外越，"回光返照"

考点　望面色

五色主病的临床表现及其意义★

五色	所主病证	临床表现	临床意义
赤色	热证或戴阳证	满面通红	外感发热、实热证
		两颧潮红	阴虚阳亢的虚热证
		久病面色苍白，颧部泛红如妆，游移不定	属戴阳证，属病重
白色	虚证、寒证、失血、夺气	面色淡白无华，唇舌色淡	血虚证或失血证
		面色㿠白	阳虚证
		面色㿠白而虚浮	阳虚水泛
		面色苍白（白中透青）	亡阳证或实寒证或大失血
黄色	脾虚、湿证	面色萎黄（淡黄、枯槁无光）	脾胃气虚
		面色黄胖（面黄虚浮）	脾虚湿蕴
		面色阳黄（鲜明如橘子色）	湿热熏蒸
		面色阴黄（晦暗如烟熏）	寒湿郁阻

五色	所主病证	临床表现	临床意义
青色	寒证、气滞、血瘀、疼痛、惊风	面色淡青或青黑	寒盛、痛剧
		突然面色青灰，口唇青紫，肢冷脉微	心阳暴脱证
		久病面色与口唇青紫	心阳虚衰，心血瘀阻，肺气闭塞
		面色青黄（苍黄）	肝郁脾虚
		小儿眉间、鼻柱、唇周色青	惊风或惊风先兆
黑色	肾虚、寒证、水饮、瘀血、剧痛	面黑暗淡	肾阳虚
		面黑干焦	肾阴虚
		面色黧黑，肌肤甲错	血瘀日久
		眼眶周围发黑	肾虚水饮或寒湿带下

考点 望头面五官

望头发的主要内容及其临床意义

	临床表现	临床意义
色泽	小儿头发稀疏黄软，生长迟缓	先天不足，肾精亏损
	小儿发结如穗，枯黄无泽，面黄肌瘦，腹大便溏	疳积

续表

	临床表现	临床意义
脱发	突然片状脱发，脱落处显露圆形光亮头皮，为斑秃	血虚受风
	青壮年头发稀疏易落，眩晕健忘，腰膝酸软	肾虚
	头皮瘙痒，多屑多脂	血热生风

腮肿的临床表现及其意义

		临床表现	临床意义
腮肿	痄腮	以耳垂为中心漫肿，边缘不清，皮色不红，灼热疼痛	外感温毒
	发颐	颧骨之下，腮颌之上，耳前红肿，伴寒热、疼痛	阳明经毒热上攻

目的脏腑分属★

目的内容物	黑睛	两眦	眼睑	白睛	瞳仁
五轮分属	风轮	血轮	肉轮	气轮	水轮
脏腑分属	肝脏	心脏	脾脏	肺脏	肾脏

望目态的主要内容及其临床意义

分类	临床表现		临床意义
目睛凝视	固定上视（戴眼反折）		肝风内动
	固定前视（瞪目直视）		
	固定侧视（横目斜视）		
睡眠露睛	睡后胞睑未闭合，睛珠外露		脾气虚弱，气血不足
胞睑下垂	双睑下垂		先天不足，脾肾亏虚
	单睑下垂		外伤

望口、唇、齿的主要内容及其临床意义

	临床表现	临床意义
望口	口角流涎	儿童多属脾虚湿盛，成人多属中风
	口疮	心脾二经积热上熏
	口糜	湿热内郁，上蒸口腔
	鹅口疮	感受邪毒，心脾积热，上熏口舌
望唇色	樱桃红	煤气中毒

续表

	临床表现	临床意义
望齿色	干燥	胃阴已伤
	燥如枯骨	肾阴枯竭
	齿焦有垢	胃肾热盛，气液未竭
	齿焦无垢	胃肾热盛，气液已竭

考点　望皮肤

望斑疹的内容及其临床意义

分类	临床表现		临床意义
斑	红色或青色	片状斑块，平摊于皮肤，摸之不应手，压之不褪色	外感温热邪毒，内迫营血；脾气虚衰，血失统摄；阳衰寒凝血瘀
疹		粟粒状疹点，高出皮肤，抚之碍手，压之褪色	外感风热时邪或过敏或热入营血

考点 望排出物

望痰的内容及其临床意义

分类	临床表现	临床意义
寒痰	痰白清稀量多	寒伤阳气，气不化津，湿聚为痰
热痰	痰黄稠有块	热邪煎熬津液
燥痰	痰少而黏，难于咳出	燥邪伤肺或肺阴亏损
湿痰	痰白滑量多，易咳出	脾虚湿蕴，聚而为痰
痰中带血，色鲜红		肺阴亏虚或肝火犯肺或痰热壅肺→热伤肺络
脓血腥臭痰		热毒蕴肺，腐败酿脓→肺痈

望涕的内容及其临床意义

临床表现	临床意义
新病清涕	外感风寒
新病浊涕	外感风热
久流浊涕，质稠量多，腥臭	鼻渊，湿热蕴阻
阵发性清涕，量多如注，喷嚏频作	鼻鼽，风寒束于肺卫

考点 望小儿食指络脉

要点	临床表现	临床意义
三关测轻重	食指络脉达于风关	邪气入络，邪浅病轻
	食指络脉达于气关	邪气入经，邪深病重
	食指络脉显于命关	邪入脏腑，病情严重
	食指络脉直达指端（透关射甲）	病情凶险，预后不良
浮沉分表里	食指络脉浮而显露	病邪在表，外感表证
	食指络脉沉隐不显	病邪在里，内伤里证
红紫辨寒热	食指络脉鲜红	外感风寒表证
	食指络脉紫红	里热证
	食指络脉青色	疼痛、惊风
	食指络脉紫黑	血络郁闭，危重证
	食指络脉淡白	脾虚、疳积

要点	临床表现	临床意义
淡滞定虚实	食指络脉浅淡而纤细	虚证
	食指络脉浓滞而增粗	实证

第二单元　望舌

考点 望舌质

望舌色★

舌色	主证	临床表现	临床意义
淡白舌	主气血两亏、阳虚，枯白舌主脱血夺气	淡白湿润，而舌体胖嫩	阳虚水泛
		淡白光莹瘦薄	气血两虚
红舌	主实热、阴虚	舌鲜红，舌体不小，兼黄厚苔	实热证
		鲜红而少苔或有裂纹或光红无苔，舌体小	虚热证

续表

舌色	主证	临床表现	临床意义
绛舌	主里热亢盛、阴虚火旺	舌绛有苔，有红点、芒刺	里热炽盛
		舌绛少苔或无苔或有裂纹	阴虚火旺
青紫舌	主气血瘀滞	全舌青紫	全身性血行瘀滞
		紫色斑点	瘀血阻滞于某部位
		淡红中泛青紫	肺气壅滞，肝郁血瘀
		舌淡紫而湿润	阴寒内盛，阳气虚衰
		紫红或绛紫而干枯少津	热盛伤津，气血壅滞

望舌形★

舌形	主证	临床表现	临床意义
老、嫩舌	老舌属实证，嫩舌属虚证	老舌纹理粗糙，坚敛，舌色较暗	实邪亢盛，正气未衰
		嫩舌纹理细腻，浮胖娇嫩，舌色浅淡	气血不足，阳气亏虚
胖舌	胖大舌主水湿内停，痰湿热毒上泛；肿胀舌多主湿热、热毒上壅	舌淡胖大	脾肾阳虚，水湿内停
		舌红胖大	脾胃湿热，痰热内蕴
		舌红绛肿胀	心脾热盛，热毒上壅

舌形	主证	临床表现	临床意义
瘦舌	主气血两虚，阴虚火旺	舌体瘦薄而色淡	气血两虚
		舌体瘦薄而色红绛干燥	阴虚火旺，津液耗伤
点、刺舌	主脏腑热极，血分热盛	舌红而起芒刺	气分热盛
		舌红而点刺色鲜红	血热内盛，阴虚火旺
		舌红而点刺色绛紫	热入营血，气血壅滞
裂纹舌	主阴血亏虚，脾虚湿侵	淡白而有裂纹	血虚不润
		淡白胖嫩，边有齿痕而又有裂纹	脾虚湿侵
齿痕舌	主脾虚，水湿内盛	舌淡胖大润而有齿痕	寒湿壅盛或阳虚水湿
		舌淡红而有齿痕	脾虚或气虚
		舌红肿胀，边有齿痕	湿热痰浊壅滞

望舌态

舌态	主证	临床表现	临床意义
痿软舌	伤阴或气血俱虚	舌淡白而痿	气血俱虚
		新病，舌干红而痿	热灼津伤
		久病，舌绛少苔或无苔而痿	热极伤阴，阴虚火旺

舌态	主证	临床表现	临床意义
强硬舌	热入心包，高热伤津，风痰阻络	舌红绛少津而强硬	邪热炽盛
		舌强硬伴舌胖大、苔厚腻	风痰阻络
颤动舌	肝风内动	久病舌淡白而颤动	血虚动风
		新病舌绛而颤动	热极生风
		舌红少津而颤动	阴虚动风
		舌体颤动	酒毒内蕴
歪斜舌	中风、喑痱或中风先兆		
吐弄舌	心、脾二经有热	吐舌	疫毒攻心或正气已绝
		弄舌	热盛动风先兆
		吐弄舌	小儿智力发育不全
短缩舌	危重证候	舌色淡白或青紫而湿润	寒凝筋脉
		舌胖而苔黏腻	痰浊内阻
		色淡白而胖嫩	气血俱虚

考点 望舌苔

望苔质

苔质	特征	临床表现	临床意义
厚薄	"见底"	薄苔	外感表证、内伤轻病、正常人
	"不见底"	厚苔	痰湿、食积
润燥	水分多少	润苔	正常舌苔、风寒表证、湿证初起、食滞、瘀血
		滑苔	寒证、痰饮、水湿
		燥苔	津液已伤
		糙苔	热盛伤津之重症
腐腻	苔质颗粒	苔薄腻	食积、脾虚湿困
		苔白腻而滑	痰浊、寒湿内阻
		黏腻、厚、甜	脾胃湿热
		黄厚腻	痰热、湿热、暑湿
		腐苔	食积胃肠、痰浊内蕴

望苔色

苔色	主证	临床表现	临床意义
白苔	表证、寒证、湿证	苔薄白而滑	外感寒湿；脾肾阳虚，水湿内停
		苔薄白而干	外感风热
		苔白厚腻	湿浊内停，痰饮，食积
		积粉苔	内痈，瘟疫
		糙裂苔	内热暴起，津液暴伤
黄苔	里证、热证	苔薄淡黄	外感风热表证或风寒化热
		苔黄干燥	邪热伤津，燥结腑实
		苔黄腻	湿热、痰热内蕴、食积化腐
		黄滑苔	阳虚寒湿，痰饮聚久化热；气血亏虚，复感湿热
灰黑苔	阴寒内盛、里热炽盛	苔灰黑而润滑	阳虚寒盛，痰饮内停
		苔灰黑而干燥	热极津伤

第三单元　闻诊

考点　听声音

音哑与失音的临床表现及意义

临床表现	病因病机	临床意义
新病音哑、失音（金实不鸣）	外感风寒，风热袭肺；痰湿壅肺	实证
久病音哑、失音（金破不鸣）	阴虚火旺、肺肾精气内伤	虚证

咳嗽的临床表现及意义

咳声表现	其他表现	病因病机	临床意义
咳声重浊沉闷	无	寒痰湿浊停聚，肺失肃降	实证
咳声轻清低微	无	久病肺气虚，失于宣降	虚证
咳声不扬	痰稠色黄，不易咳出	热邪犯肺，肺津被灼	热证
咳有痰声	痰多易咳	痰湿阻肺	
干咳	无痰或少痰	燥邪犯肺或阴虚肺燥	燥咳

续表

咳声表现	其他表现	病因病机	临床意义
咳声短促	呈阵发性、痉挛性，接续不断，咳后有鸡鸣样回声	风邪与痰热搏结	百日咳
咳声如犬吠	声音嘶哑，吸气困难	时行疫毒攻喉	白喉

第四单元　问诊

考点　问寒热

分类		临床表现	临床意义
恶寒发热		恶寒重，发热轻	风寒表证
		发热重，恶寒轻	风热表证
		发热轻，恶风	伤风表证
但寒不热	新病恶寒	脘腹冷痛，呕吐泄泻，咳喘痰鸣，脉沉紧	里实寒证
	久病畏寒	肢凉怕冷，得温可缓，脉弱	里虚寒证

分类		临床表现	临床意义
	壮热	口渴，面赤，汗大出，脉洪大	伤寒阳明经证，温病气分
但热不寒	潮热	日晡潮热：热势较高，日晡热甚，腹胀便秘	阳明气盛，有实热
		阴虚潮热：午后或夜间低热	阴虚火旺
		湿温潮热：身热不扬	湿郁热蒸
		瘀血潮热：午后或夜间低热，肌肤甲错	瘀血积久
	微热	轻度发热，热势偏低，37～38℃	内伤、温热后期
寒热往来	无定时	时冷时热，无时间规律	少阳病
	有定时	恶寒发热交替发作，发有定时	疟疾

考点 问汗★

特殊汗出类型	临床表现	临床意义
自汗	醒时时常出汗，活动尤甚	气虚证、阳虚证
盗汗	睡时汗出，醒则汗止，兼潮热、颧红	阴虚证

考点　问疼痛★

疼痛的性质及临床意义

疼痛性质	特点	临床意义
胀痛	痛而且胀	肝阳上亢、肝火上炎
刺痛	痛如针刺	瘀血
冷痛	痛有冷感而喜暖	阳气不足、寒邪阻络
灼痛	痛有灼热感而喜凉	火邪窜络、阴虚阳亢
重痛	痛有沉重感	湿邪困阻气机，头部重痛可见于肝阳上亢
酸痛	痛而有酸软感觉	风湿侵袭，气血运行不畅；肾虚，气血不足，组织失养
绞痛	痛势剧烈如刀绞	有形实邪闭阻气机；寒邪凝滞气机
空痛	痛有空虚感	精髓不足；气血亏虚，脏腑经络失养
隐痛	痛不剧烈，绵绵不休	精血亏虚；阳气不足，机体失养
走窜痛	疼痛部位游走不定	气滞、行痹
固定痛	疼痛部位固定不移	瘀血、寒湿、湿热阻滞或热壅血瘀
掣痛	抽掣牵扯而痛	经脉失养、经脉阻滞不通

头痛

根据头痛的部位问诊		根据头痛的性质问诊	
临床表现	临床意义	临床表现	临床意义
前额部连眉棱骨痛	阳明头痛	头痛连项，遇风加重	风寒头痛
侧头痛，痛在两侧太阳穴	少阳头痛	头痛怕热，面红目赤	风热头痛
后头部连项痛	太阳头痛	头痛如裹，肢体困重	风湿头痛
颠顶痛	厥阴头痛	头痛绵绵，过劳则甚	气虚头痛
全头痛	太阴头痛	头痛眩晕，面色苍白	血虚头痛
脑中痛，牵及于齿	少阴头痛	头脑空痛，腰膝酸软	肾虚头痛

胸痛

临床表现	临床意义
左胸心前区憋闷作痛，时痛时止	痰、瘀阻滞心脉（胸痹）
胸痛剧烈，面色青灰，手足青冷	心脉急骤闭塞不通（真心痛）
胸痛，壮热面赤，喘促鼻扇	热邪壅肺，脉络不利（肺热病）
胸痛，颧赤盗汗，午后潮热，咳痰带血	肺阴亏虚，虚火灼络（肺痨）
胸痛，壮热，咳吐脓血腥臭痰	痰热阻肺，热壅血瘀（肺痈）

考点 问睡眠

	临床表现	临床意义
失眠	不易入睡，彻夜不眠，心烦不寐	心肾不交
	睡后易醒，不易再睡，心悸，便溏	心脾两虚
	时时惊醒，不易安卧	胆郁痰扰
	夜卧不安，腹胀嗳气酸腐	食滞内停
嗜睡	困倦嗜睡，头目昏沉，胸闷脘痞，肢体困重	痰湿困脾
	饭后嗜睡，神疲倦怠，食少纳呆	脾失健运
	大病之后，神疲嗜睡	正气未复
	极度疲惫，神识蒙眬，困倦欲睡，肢冷，脉微	心肾阳衰

考点 问饮食与口味

口渴与饮水

	临床表现	临床意义
口渴多饮	大渴喜冷饮，兼壮热、面赤、汗出、脉洪大	实热证（里热炽盛，津液大伤）
	口渴多饮，兼有小便量多，多食易饥，体渐消瘦	消渴

临床表现		临床意义
渴不多饮	口渴不欲饮，兼头身困重，身热不扬，脘闷，苔腻	湿热证
	口渴不欲饮，兼身热夜甚，心烦不寐，舌红绛	热入营血

口味★

临床表现		临床意义
口淡		脾胃虚弱
口甜	黏腻不爽	湿热蕴脾
	食少乏力	脾气虚
口黏腻		痰热内盛、湿热蕴脾、食积化热
口酸	泛酸	肝胃郁热
	酸馊	伤食
口涩		燥热伤津，脏腑热盛
口苦		心火上炎、肝胆火热
口咸		肾病及寒水上泛

考点 问二便

大便异常

			临床表现	临床意义
大便异常	便次	便秘	腹胀痛拒按，口渴喜饮，舌苔黄燥	热结便秘
			大便艰涩，排出困难，面色苍白，四肢不温，舌淡苔白	冷秘
		泄泻	泻下清稀如水，肠鸣腹痛，或伴恶寒发热	寒湿泄泻
			泻而不爽，粪色黄褐，气味臭秽，兼见肛门灼热，小便短黄	湿热泄泻
			脘闷纳呆，腹痛泄泻，泻下臭秽，泻后痛减，伴有不消化之物	伤食
			纳少腹胀，大便溏泄，腹部隐痛喜按，面色萎黄，消瘦神疲	脾虚
			黎明前腹痛作泻，泻后则安，腰膝酸冷，形寒肢冷	脾肾阳虚
			腹痛作泻，泻后痛减，每因情志抑郁恼怒或精神紧张时症状加重	肝郁乘脾
	便质		完谷不化（便中夹有未消化食物）	食积，脾肾阳虚
			溏结不调（时干时稀）	肝脾不调，脾虚
	排便感		肛门灼热	大肠湿热
			里急后重	湿热内阻，肠道气滞
			排便不爽	肝郁乘脾、大肠湿热
			大便失禁	脾肾虚衰，肛门失约
			肛门重坠	脾虚中气下陷

小便异常

			临床表现	临床意义
小便异常	尿次	频数	小便短赤，频数急迫	下焦湿热（淋证）
			小便澄清，频数量多，夜间明显	肾阳虚、肾气不固
		癃闭	小便点滴而出或小便不通	实：瘀血、结石、湿热
				虚：老年气虚，肾阳不足，膀胱气化不利
	尿量	增多	小便清长、量多	虚寒证
			口渴、多饮、多尿	消渴
		减少	小便短赤、发热面红	实热证、伤津
			尿少浮肿	水肿
	排尿感		小便涩痛	淋证
			余沥不尽	肾阳虚、肾气不固
			小便失禁	肾气不固
			遗尿	肾气不足，不能固约膀胱

第五单元　脉诊

考点　常见脉象的特征与临床意义

浮脉类、沉脉类

脉纲	共同特点	脉名	特征	主证
浮脉类	轻取即得	浮	轻取即得，重按稍减而不空，举之有余	表证、虚阳浮越证
		洪	脉体阔大，充实有力，来盛去衰	热盛
		濡	脉浮细无力而软	虚证、湿困
		散	浮而无根，至数不齐，脉力不均	元气离散，脏气将绝
		芤	浮大中空，有边无中，如按葱管	失血、伤阴之际
		革	浮而搏指，中空外坚，如按鼓皮	亡血、失精、半产、崩漏
沉脉类	重按始得	沉	轻取不应，重按始得	里证
		伏	重按推筋着骨始得，甚至暂时伏而不见	邪闭、厥病、痛极
		牢	沉取实大弦长，坚牢不移	阴寒内积、疝气、癥积
		弱	沉而细软无力	阳气虚衰、气血俱虚

迟脉类、数脉类

脉纲	共同特点	脉名	特征	主证
迟脉类	一息不足四至	迟	脉来迟慢，一息不足四至	寒证、邪热结聚
		缓	一息四至，脉来怠息无力	湿病，脾胃虚弱；常人
		涩	形细行迟，艰涩不畅，脉势不均，如轻刀刮竹	精伤、血少，气滞血瘀，痰食内停
		结	迟而时一止，止无定数	阴盛气结，寒痰瘀血；气血虚衰
数脉类	一息五至以上	数	一息五至以上，不足七至	热证、里虚证
		疾	一息七八至	阳极阴竭，元气欲脱
		促	数而时一止，止无定数	阳热亢盛，瘀滞、痰食停积，脏气衰败
		动	短而滑数	疼痛、惊恐

虚脉类、实脉类

脉纲	共同特点	脉名	特征	主证
虚脉类	应指无力	虚	三部脉举止无力，按之空豁	气血两虚
		细	脉细如线，应指显然	气血俱虚，湿证
		微	极细极软，似有似无	气血大虚，阳气暴脱
		代	脉来一止，止有定数，良久方还	脏气衰微，疼痛、惊恐、跌打损伤
		短	首尾俱短，不及本部	有力主气郁，无力主气损
实脉类	应指有力	实	三部脉充实有力，来去皆盛	实证；常人
		滑	往来流利，应指圆滑，如盘走珠	痰湿、食积、实热；青壮年；孕妇
		弦	端直以长，如按琴弦	肝胆病、疼痛、痰饮；老年健康者
		紧	绷急弹指，如牵绳转索	实寒证、疼痛、宿食
		长	首尾端直，超过寸关尺三部	阳气有余，阳证、热证、实证；常人
		大	脉体宽大，无脉来汹涌之势	健康人；病进

第六单元　八纲辨证

考点　八纲证候间的关系

八纲证候间的关系	病机	辨证要点	证候
真热假寒	阳盛格阴	胸腹的冷热	胸腹灼热，烦躁谵语，渴喜冷饮，咽干口臭
真寒假热	阴盛格阳		胸腹触之不热，下肢冷，便溏尿清
真实假虚	大实有羸状	脉象的有力无力	肢体羸瘦而腹部硬、拒按，脉沉细而按之有力
真虚假实	至虚有盛候		大便闭塞而腹部不满，脉虚，舌淡胖

第七单元　气血津液辨证

考点　气病辨证

证型	辨证要点
气虚证	疲乏、气短、动则加重、舌淡嫩、脉虚

续表

证型	辨证要点
气陷证	内脏下垂
气不固证	自汗，二便、经、精等不固
气滞证	胀闷、胀痛、窜痛、脉弦
气逆证	咳喘、呕吐呃逆

考点　血病辨证

证型	辨证要点	舌象	脉象
血虚证	面、睑、唇、爪甲的颜色淡白	舌淡白	脉细无力
血瘀证	固定刺痛、肿块、出血	紫色斑点	脉细涩、结代
血热证	身热口渴、斑疹吐衄、烦躁谵语	舌绛	脉数
血寒证	冷痛拘急、畏寒，月经后期，经色紫暗夹块	唇舌青紫，苔白滑	脉沉迟弦涩

考点　气血同病辨证

证型	辨证要点	临床表现	舌象	脉象
气不摄血	出血	衄血、便血、尿血、崩漏	舌淡	脉弱
	气虚	面色淡白，神疲乏力，少气懒言		
气随血脱	大量出血	面色苍白	舌淡	脉微欲绝
	亡阳	气少息微，冷汗淋漓		

考点　津液病辨证

证型	辨证要点	舌象	脉象
痰证	痰多、胸闷、呕恶、眩晕、体胖	苔腻	脉滑
水停证	肢体浮肿，小便不利，腹大痞胀	舌淡胖	脉濡缓
津液亏虚证	口渴尿少，口鼻唇舌、皮肤、大便干燥	舌红	脉细数无力

第八单元 脏腑辨证

考点 心与小肠病辨证

心气虚证、心阳虚证、心阳虚脱证的鉴别

证型	相同症状	兼症		舌象	脉象
心气虚证	心悸怔忡，胸闷气短，活动加重，自汗	气虚证		舌淡	脉虚
心阳虚证		阳虚证：面色㿠白，畏寒肢冷		舌淡胖苔白滑	脉弱或结代
心阳虚脱证		亡阳证：冷汗淋漓，肢厥呼微		舌淡紫	脉微欲绝

心血虚证、心阴虚证的鉴别

证型	相同症状	兼症	舌象	脉象
心血虚证	心悸，失眠，多梦	血虚表现（"色白"无热象）：面色淡白	唇舌色淡	脉细弱
心阴虚证		阴虚表现（"色赤"有热象）：咽干消瘦，颧红潮热	舌红少苔	脉细数

心脉痹阻证的鉴别

证型	相同症状	疼痛特点	兼症	舌象	脉象
瘀阻心脉证	心悸怔忡，	刺痛		舌紫暗有斑点	脉细涩或结代
痰阻心脉证	胸闷作痛，	闷痛	体胖痰多，身重困倦	苔白腻	脉沉滑或沉涩
寒凝心脉证	痛引肩背，	剧痛	遇寒加重，得温痛减	舌淡苔白	脉沉迟或沉紧
气滞心脉证	时作时止	胀痛	胁胀善太息	舌淡红	脉弦

痰蒙心神证、痰火扰神证的鉴别 ★

证型	相同症状	不同症状
痰蒙心神证	神志异常，	有痰无火：痰浊，抑郁，痴呆，错乱
痰火扰神证	痰浊内盛	有痰有火：痰热，神志狂躁，神昏谵语

心火亢盛证、小肠实热证的鉴别

证型	相同症状	不同症状
心火亢盛证	心烦失眠，口舌生	心火迫血妄行：吐血衄血；热扰心神：狂躁谵妄，神识不清
小肠实热证	疮，尿赤涩灼痛	

考点 肺与大肠病辨证

肺气虚证、肺阴虚证的鉴别

证型	主症	兼症	舌象	脉象
肺气虚证	咳痰无力清稀	气虚证：气短而喘，声低懒言，自汗神疲	舌淡苔白	脉弱
肺阴虚证	干咳少痰带血	阴虚证：声音嘶哑，咽干消瘦，潮热颧红	舌红少苔	脉细数

风寒犯肺证、寒痰阻肺证、饮停胸胁证的鉴别

证型	相同症状	兼症		舌象	脉象
风寒犯肺证		风寒表证：恶寒发热，鼻塞，流清涕		舌苔薄白	脉浮紧
寒痰阻肺证	咳嗽，痰白	寒饮停肺：痰清稀	寒象：恶寒，肢冷；	舌质淡，苔	脉弦或
		寒痰阻肺：痰质稠	量多易咳	白腻或白滑	滑
饮停胸胁证		水饮停于胸胁：胸廓饱满，胸胁部胀闷		舌苔白滑	脉沉弦

风热犯肺证、肺热炽盛证、痰热壅肺证、燥邪犯肺证的鉴别

证型	主症	兼症	舌象	脉象
风热犯肺证	咳嗽，痰黄稠	风热表证：恶寒轻，发热重	舌尖红苔黄	脉浮数
肺热炽盛证	咳喘，气粗鼻扇	实热症状：鼻息灼热，咽肿尿黄	舌红苔黄	脉洪数
痰热壅肺证	发热咳喘，痰多黄稠	痰热症状：胸闷，烦躁不安	舌红苔黄腻	脉滑数
燥邪犯肺证	干咳，痰少质黏	燥邪犯表证：口鼻干燥，恶寒发热	舌薄白干燥	脉浮数

肠道湿热证、肠热腑实证、肠燥津亏证的鉴别

证型	主症		兼症	舌象	脉象
肠道湿热证	腹痛	大便黄稠，秽臭，暴泻如水，下痢脓血	身热口渴，肛门灼热	舌质红苔黄腻	脉滑数
肠热腑实证		便秘或热结旁流，恶臭	高热，汗多口渴，神昏谵语	舌红苔黄厚而燥	脉沉数
肠燥津亏证		便燥如羊屎、艰涩难下	口干口臭，头晕		脉细涩

考点　脾与胃病辨证

脾气虚证、脾阳虚证、脾虚气陷证、脾不统血证的鉴别

证型	相同症状	不同症状	舌象	脉象
脾气虚证	纳呆腹胀，便溏肢倦，神疲乏力，面色萎黄	气虚证：浮肿，消瘦	舌质淡胖、边有齿痕，苔白滑	脉缓或弱
脾阳虚证		虚寒证：腹痛喜温按，形寒肢冷		脉沉迟无力
脾虚气陷证		气陷证：脘腹坠胀，脱肛，子宫下垂	舌淡苔白	脉缓或弱
脾不统血证		出血证：便血，尿血，鼻衄，崩漏		脉细无力

湿热蕴脾证、寒湿困脾证的鉴别

证型	相同症状	兼症	舌象	脉象
湿热蕴脾证	腹胀纳呆，便溏身重，身目发黄	兼热：身热起伏，黄色鲜明，皮痒尿赤	舌红苔黄腻	脉濡数或滑数
寒湿困脾证		兼寒：口淡不渴，黄色晦暗，肢肿尿少	舌淡苔白腻	脉濡缓或沉细

胃气虚证、胃阳虚证、胃阴虚证的鉴别

证型	主症	兼症	舌象	脉象
胃气虚证	胃脘痞满，隐痛喜按	气短懒言，神疲乏力	舌淡苔薄白	脉弱
胃阳虚证	胃脘冷痛，喜温喜按	畏寒肢冷	舌淡胖嫩	脉沉迟无力
胃阴虚证	胃脘嘈杂，隐隐灼痛	饥不欲食，干呕呃逆，口燥	舌红少苔乏津	脉细数

胃热炽盛证、寒饮停胃证的鉴别

证型	主症	兼症	舌象	脉象
胃热炽盛证	胃脘灼痛，消谷善饥，渴喜冷饮	口臭，牙龈肿痛溃烂	舌红苔黄	脉滑数
寒饮停胃证	胃脘痞胀，呕吐清水痰涎，有振水声	口淡不渴	舌苔白滑	脉沉弦

寒滞胃肠证、食滞胃肠证、胃肠气滞证的鉴别

证型	证候	舌象	脉象
寒滞胃肠证	胃脘冷痛，痛势剧烈，得温则减	舌苔白润	脉弦紧或沉紧
食滞胃肠证	胃脘胀痛，呕泻物酸馊腐臭	舌苔厚腻	脉滑或沉实
胃肠气滞证	胃脘胀痛走窜，肠鸣矢气	苔厚	脉弦

考点　肝与胆病辨证

肝血虚证、肝阴虚证的鉴别

证型	相同症状	兼症	舌象	脉象
肝血虚证	头晕眼花，	无热象：肢麻手颤，经少，爪甲不荣	舌淡	脉细
肝阴虚证	视力减退	有热象：目涩，胁痛，潮热颧红，手足蠕动	舌红少苔	脉弦细数

肝郁气滞证、肝火炽盛证、肝阳上亢证的鉴别

证型	主症	兼症	舌象	脉象
肝郁气滞证	情志抑郁，胸胁少腹胀痛	咽部异物感或胁下肿块或月经不调	舌苔薄白	脉弦
肝火炽盛证	头晕胀痛，面赤，口苦口干，急躁易怒，耳鸣失眠	火热过盛：胁肋灼痛，便秘尿黄	舌红苔黄	脉弦数
肝阳上亢证	头晕胀痛，面赤，口苦口干，急躁易怒，耳鸣失眠	上实下虚：头重脚轻，腰膝酸软	舌红少津	脉弦有力

肝风内动四证的鉴别

证型	性质	辨证要点	舌象	脉象
肝阳化风证	上实下虚	眩晕、肢麻震颤、头胀面赤，昏仆，口眼歪斜	舌红苔白	脉弦有力
热极生风证	实热证	高热、神昏、抽搐	舌红绛	脉弦数
阴虚动风证	虚证	眩晕、手足蠕动＋阴虚内热症状	舌红少津	脉弦细数
血虚生风证		眩晕、瞤动、瘙痒、拘急、肢麻震颤＋血虚症状	舌淡苔白	脉细

寒滞肝脉证的临床表现

证型	典型症状	伴随症状	舌象	脉象
寒滞肝脉证	少腹、前阴、颠顶冷痛，得温则减	实寒证：恶寒肢冷	舌淡苔白润	脉沉紧

肝胆湿热证的临床表现

证型	典型症状	伴随症状	舌象	脉象
肝胆湿热证	身目发黄，胁肋胀痛，阴部瘙痒，带下臭秽	湿热证：纳呆厌油，大便不调，尿赤，发热	舌红苔黄腻	脉弦滑数

胆郁痰扰证的临床表现

证型	典型症状	舌象	脉象
胆郁痰扰证	胆怯易惊，烦躁失眠，眩晕呕恶	舌淡红或红，苔白腻或黄滑	脉弦缓或弦数

考点　肾与膀胱病辨证

肾阳虚证与肾虚水泛证的鉴别要点

证型	相同症状	不同症状	舌象	脉象
肾阳虚证	虚寒证：畏寒肢冷，	性欲减退，夜尿频多	舌淡苔白	脉沉细无力
肾虚水泛证	腰膝酸冷	下肢水肿为甚，尿少	舌淡胖，苔白滑	脉沉迟无力

肾阴虚证、肾精不足证与肾气不固证的鉴别要点★

证型	辨证要点	舌象	脉象
肾阴虚证	腰酸而痛，头晕耳鸣，遗精经少，潮热盗汗＋虚热证	舌红少津	脉细数
肾精不足证	先天不足，生长发育迟缓，生育功能低下	舌淡红苔白	脉沉细
肾气不固证	腰膝酸软，小便、精液、经带、胎气不固＋气虚证	舌淡苔白	脉弱

考点　脏腑兼病辨证

心肾不交证、心脾气血虚证的临床表现、鉴别要点

证型	辨证要点	舌象	脉象
心肾不交证	心悸，失眠，耳鸣，腰酸，梦遗＋虚热证	舌红少苔	脉细数
心脾气血虚证	心悸，神疲，头晕，食少，腹胀，便溏	舌淡嫩	脉弱

肝火犯肺证、肝胃不和证、肝脾不调证的鉴别

证型	相同症状	不同症状	舌象	脉象
肝火犯肺证	胸胁灼痛，急躁易怒	咳嗽痰黄或咳血	舌红，苔薄黄	脉弦数
肝胃不和证	脘胁胀痛，情志抑郁	嗳气吞酸	舌淡红，苔薄黄	脉弦
肝脾不调证		腹胀便溏	舌苔白	脉弦/缓

心肺气虚证、脾肺气虚证、肺肾气虚证的鉴别

证型	相同症状	不同症状		舌象	脉象
心肺气虚证	肺气虚表现：咳喘无力，吐痰清稀	心气虚：胸闷，心悸		舌淡苔白或唇舌淡紫	脉弱
脾肺气虚证		脾气虚：食少，腹胀，便溏		舌淡，苔白滑	
肺肾气虚证		肾气虚：呼多吸少，尿随咳出		舌淡紫	

心肾阳虚证、脾肾阳虚证的鉴别

证型	相同症状	临床表现	舌象	脉象
心肾阳虚证	虚寒证：畏寒肢冷；	心阳虚：心悸怔忡，胸闷气喘	舌淡紫	脉弱
脾肾阳虚证	肾阳虚：腰膝酸冷，水肿	脾阳虚：久泻久痢，完谷不化	舌淡胖	脉沉迟

心肝血虚证、肝肾阴虚证、肺肾阴虚证的鉴别

证型	相同症状	不同症状	舌象	脉象
心肝血虚证	心血虚：心悸，多梦，眩晕，视物模糊		舌质淡白	脉细
	肝血虚：肢麻，经少，面白无华，爪甲不荣			
肝肾阴虚证	肾阴虚：耳鸣腰酸，遗精，低热颧红	肝阴虚：眩晕，胁痛，口燥咽干	舌红少苔	脉细数
肺肾阴虚证		肺阴虚：咳嗽痰少带血，声音嘶哑，咽干		

肝火犯肺证、燥邪犯肺证、热邪壅肺证、肺阴虚证的鉴别

证型	相同症状	不同症状	舌象	脉象
肝火犯肺证	咳嗽，咯血	肝火内炽：急躁易怒，胁肋灼痛	舌红苔薄黄	脉弦数
燥邪犯肺证		只发于秋季，必兼发热恶寒之表证	苔薄而少津	脉浮数
热邪壅肺证		与情志无关，肝经症状不明显，实热表现	舌红苔黄	脉滑数
肺阴虚证		阴虚内热：潮热盗汗	舌红少苔	脉细数

肝肾阴虚证与肝阳上亢证的鉴别

证型	相同症状	不同症状	舌象	脉象
肝肾阴虚证	眩晕耳鸣，腰膝酸软	虚火内扰：颧红盗汗，五心烦热	舌红少苔	脉细数
肝阳上亢证		肝阳亢逆，气血上冲：面赤急躁，头重脚轻	舌红	脉弦

第 三 篇

中药学

第一单元　中药的配伍

考点　中药配伍的内容

分类		概念	举例
协同作用	相须	增强原有药物的功效	麻黄配桂枝，能增强发汗解表、祛风散寒的作用
	相使	辅药可以提高主药的疗效	黄芪配茯苓治脾虚水肿
不良反应	相畏	抑制不良反应	半夏畏生姜，即生姜可以抑制半夏的毒副作用
	相杀	消除不良反应	金钱草配雷公藤
配伍禁忌	相恶	破坏另一种药物的功效	人参配莱菔子
	相反	同用产生剧烈不良反应	甘草反甘遂

第二单元　中药的用药禁忌

考点 配伍禁忌、妊娠用药禁忌★

用药禁忌		具体药物	
配伍禁忌	十八反	本草明言十八反，半蒌贝蔹及攻乌，藻戟遂芫俱战草，诸参辛芍叛藜芦	
	十九畏	硫黄畏朴硝	川乌、草乌畏犀角
		狼毒畏密陀僧	牙硝畏三棱
		巴豆畏牵牛	肉桂畏赤石脂
		丁香畏郁金	人参畏五灵脂
妊娠禁忌	慎用	通经祛瘀、行气破滞及辛热滑利之品，如"桃红膝黄枳附桂，干姜木通瞿麦葵"	
	禁用	毒性较强或药性猛烈（峻下逐水、破血逐瘀、辛香走窜）的药物，如"豆牛大陆"	

第三单元　中药的剂量与用法

考点　中药的用法

用法	适用药类/操作	具体药物
先煎	金石、矿物、介壳类；毒副作用强的药物可降低毒性	磁石、鳖甲、龟甲
后下	气味芳香、久煎可破坏有效成分	钩藤、薄荷、番泻叶
包煎	黏性强、粉末状、带有绒毛	滑石粉、旋覆花
另煎	贵重药材	人参、羚羊角
烊化	单用水或黄酒将药物加热溶化，即烊化后，用煎好的药液冲服	阿胶、龟甲胶
冲服	贵重药材，液体药物	用于止血的三七、竹沥汁、姜汁、藕汁、荸荠汁、鲜地黄汁

第四单元　解表药

考点　发散风寒药

发散风寒药（一）

药名	相同功效	鉴别功效	记忆点
麻黄	发汗解表，利水消肿	宣肺平喘	止咳平喘多炙用
香薷		化湿和中	无汗、吐泻
桂枝	发汗解肌，温通经脉，助阳化气，平冲降逆		表虚有汗、表实无汗均可；寒凝血脉，痰饮水肿
紫苏叶	解表散寒，解鱼蟹毒	行气宽中	脾胃气滞，胸闷呕吐
生姜		温中止呕，温肺止咳	解毒：鱼虾蟹毒、生半夏、生南星
荆芥	祛风解表	透疹消疮，止血	善祛风；生用解表透疹消疮，炒用止血
防风		胜湿止痛，止痉	"风药之润剂"，祛风且胜湿

发散风寒药（二）

药名	相同功效	鉴别功效	记忆点	
羌活	解表散寒，祛风止痛	胜湿	带下，鼻渊，疮痈肿痛	太阳头痛
白芷		通鼻窍，燥湿止带，消肿排脓		阳明头痛
细辛		通窍，温肺化饮	少阴头痛，鼻渊之良药，反藜芦	
藁本	祛风散寒，除湿止痛		厥阴头痛，颠顶疼痛	
辛夷	发散风寒，通鼻窍		包煎	
苍耳子		祛风湿，止痛	血虚头痛不宜服用，过量服用易中毒	

考点　发散风热药

药名	相同功效	鉴别功效	记忆点
薄荷	疏散风热，清利头目	利咽透疹，疏肝行气	温病初起，胸闷胁痛；宜后下
蔓荆子			目赤肿痛
牛蒡子	疏散风热，利咽	透疹，宣肺祛痰，解毒消肿	痈肿疮毒，丹毒，痄腮喉痹
蝉蜕		开音，明目退翳，息风止痉	疏肝经风热，目赤翳障，急、慢惊风
桑叶	疏散风热，平抑肝阳，清肝明目	清肺润燥，凉血止血	肺热咳嗽，蜜炙可增强润肺止咳功效
菊花		清热解毒	平肝、清肝明目之力强，疮痈肿毒

续表

药名	相同功效	鉴别功效	记忆点
柴胡	升举阳气	解表退热，疏肝解郁	少阳证；肝郁气滞；疟疾寒热
升麻		解表透疹，清热解毒	口疮咽肿
葛根		解肌退热，透疹，生津止渴，止泻	项背强痛，热泻热痢。升阳止泻宜煨用

第五单元　清热药

考点　清热泻火药★

药名	相同功效	鉴别功效	记忆点
石膏	清热泻火	生用：除烦止渴；煅用：敛疮生肌，收湿止血	甘、辛，大寒。清泻肺胃气分实热要药，生石膏宜先煎，煅石膏宜外用
知母		生津润燥	适用于骨蒸潮热者；脾虚便溏者忌用
栀子		除烦利湿，凉血解毒	归三焦经；焦栀子可凉血止血
淡竹叶		除烦利尿	治热病烦渴、口疮尿赤、热淋涩痛

药名	相同功效	鉴别功效	记忆点
芦根	清热泻火，	除烦止呕，利尿	重在清热，常用于胃热呕哕
天花粉	生津止渴	消肿排脓	重在生津，常用于疮疡肿痛
夏枯草	清热泻火，	散结消肿	治瘰疬、瘿瘤
决明子	明目	润肠通便	治肠燥便秘

考点 清热燥湿药

药名	相同功效	鉴别功效	记忆点
黄芩	清热燥湿，泻火解毒	止血，安胎	偏泻上焦肺火，用于肺热咳嗽者。煎服，清热生用，安胎炒用，清上焦热酒炙，止血炒炭
黄连			偏泻中焦胃火，长于泻心火
黄柏		除蒸，疗疮	偏泻下焦相火，湿热下注及骨蒸劳热者多用
龙胆	清热燥湿	泻肝胆火	治湿热黄疸、肝火头痛
苦参		杀虫，利尿	反藜芦，脾胃虚寒者慎用

考点 清热解毒药

清热解毒药（一）

药名	相同功效	鉴别功效	记忆点
金银花	清热解毒，疏风散热		治痈肿疔疮，浓煎可以凉血止痢
连翘		消肿散结	治痈肿疮毒，瘰疬痰核，"疮家圣药"
大青叶	清热解毒，凉血消斑		凉血消斑力强
板蓝根		利咽	解毒利咽效佳
青黛		定惊，清泻肝火	清肝定惊功著，内服 1~3g
射干	清热解毒，利咽	消痰	治咽喉肿痛，痰盛咳喘
山豆根		消肿	有毒，3~6g
白头翁	清热解毒，凉血止痢		治热毒血痢
马齿苋		止血	
土茯苓	解毒，除湿，通利关节		治梅毒

清热解毒药（二）

药名	相同功效	鉴别功效	记忆点
蒲公英	清热解毒	消肿散结，利尿通淋	治内外热毒疮痈，疏郁通乳——乳痈
白花蛇舌草		消痈，利湿通淋	治毒蛇咬伤，热淋涩痛

药名	相同功效	鉴别功效	记忆点
穿心莲	清热解毒，凉血消肿	燥湿，泻火	脾胃虚寒不宜服用
紫花地丁			
贯众	清热解毒	凉血止血，杀虫	治风热感冒，血热出血，虫积
鸦胆子		止痢，截疟，外用腐蚀	内服 0.5～2g，不宜入煎剂；外用适量
败酱草	清热解毒，消痈排脓	祛瘀止痛	
鱼腥草		利尿通淋	"肺痈之要药"
大血藤	清热解毒，活血，祛风，止痛		

考点　清热凉血药

药名	相同功效	鉴别功效	记忆点
生地黄	清热凉血	养阴生津	清热凉血力较大；治热入营血，舌绛烦渴，斑疹吐衄
玄参		泻火解毒，滋阴	泻火解毒力较强；反藜芦
牡丹皮	清热凉血	活血祛瘀	偏凉血，用于无汗骨蒸
赤芍		散瘀止痛	偏活血，用于温毒发斑，血热吐衄；目赤肿痛，痈肿疮疡；经闭痛经，癥瘕腹痛，跌打损伤；反藜芦

中药学

续表

药名	相同功效	鉴别功效	记忆点
紫草	清热凉血,	活血消斑, 透疹	治温病血热毒盛
水牛角	解毒	定惊	宜先煎 3 小时以上

考点　清虚热药

药名	相同功效	鉴别功效	记忆点
青蒿	清透虚热, 截疟, 解暑, 凉血除蒸		治温邪伤阴, 夜热早凉; 阴虚发热, 劳热骨蒸; 暑热外感, 发热口渴; 疟疾寒热
地骨皮	凉血除蒸, 清肺降火, 生津止渴		治骨蒸盗汗
白薇	清虚热, 凉血, 利尿通淋, 解毒疗疮		
银柴胡	清虚热,		
胡黄连	除疳热	清湿热	

第六单元 泻下药

考点 攻下药

药名	相同功效	鉴别功效	记忆点
大黄	泻下攻积	清热泻火，凉血解毒，逐瘀通经，除湿退黄	治烧烫伤，瘀血证，黄疸；宜后下
芒硝		润燥软坚，清热消肿	善治燥屎坚结；冲入药汁或开水溶化
番泻叶	泻下通便，利水		温开水泡服，宜后下

考点 润下药

药名	相同功效	鉴别功效	记忆点
火麻仁			
郁李仁	润肠通便	利水消肿	治水肿胀满，脚气浮肿
松子仁		润肺止咳	治肺燥咳嗽

考点 峻下逐水药

药名	功效	记忆点
甘遂	泻水逐饮，消肿散结	内服醋制
牵牛子	泻水通便，消痰涤饮，杀虫攻积	不宜与巴豆、巴豆霜同用
巴豆霜	峻下冷积，逐水退肿，祛痰利咽；外用蚀疮	入丸、散服，每次 $0.1 \sim 0.3g$，外用适量

第七单元 祛风湿药

考点 祛风寒湿药

药名	相同功效	鉴别功效	记忆点
独活		通痹，解表	治风寒夹湿表证，且治少阴头痛
威灵仙	祛风湿，止痛	通络，消骨鲠	
川乌		温经	治寒疝疼痛；酒浸、酒煎易中毒
徐长卿	祛风，化湿，止痛，止痒		风湿痹痛；胃痛胀满；牙痛；腰痛；跌仆伤痛；风疹，湿疹
路路通	祛风活络，利水，通经		关节痹痛，麻木拘挛，水肿胀满，乳少，经闭

药名	相同功效	鉴别功效	记忆点
蕲蛇	祛风，通络，止痉		治中风半身不遂；有毒
乌梢蛇			
木瓜	舒筋活络，和胃化湿		治脚气水肿，吐泻转筋

考点 祛风湿热药

药名	相同功效	鉴别功效	记忆点
秦艽	祛风湿，止痛	通络，退虚热，清湿热	归胃、肝、胆经；治骨蒸潮热，黄疸
防己		利水消肿	治水肿脚气
豨莶草	祛风湿，利关节，解毒		制用：风湿痹痛、半身不遂；生用：风疹疮疡
络石藤	祛风通络，凉血消肿		
雷公藤	祛风除湿，活血通络，消肿止痛，杀虫解毒		风湿顽痹；麻风，顽癣，疥疮，湿疹；疔疮肿毒

中药学

考点 祛风湿强筋骨药

药名	相同功效	鉴别功效	记忆点
桑寄生	祛风湿，补肝肾，强筋骨	安胎	长于补肝肾，多用于风湿或肾虚的腰痛及肾虚胎动不安
五加皮		利水	长于利水，多用于湿痹肿痛
狗脊	祛风湿，补肝肾，强腰膝		

第八单元　化湿药

药名	相同功效	鉴别功效	记忆点	
佩兰	化湿解暑			
广藿香		止呕	治湿阻中焦，呕吐	治暑湿、湿温
白豆蔻	化湿行气	温中止呕		宜后下
砂仁		温中止泻，安胎	治妊娠恶阻、胎动不安	
苍术	燥湿健脾，祛风散寒，明目		味辛、苦，性温；治风湿痹证，风寒夹湿表证	
厚朴	燥湿消痰，下气除满		味苦、辛，性温；治痰饮喘咳	

第九单元　利水渗湿药

考点　利水消肿药

药名	相同功效	鉴别功效	记忆点
茯苓	利水渗湿	健脾，宁心	能补能利，既善渗泄水湿，又能健脾宁心
薏苡仁		健脾，除痹，清热排脓	性凉，能清热排脓
泽泻		泄热	
猪苓			利水作用强，用于水肿、小便不利、泄泻

考点　利尿通淋药

药名	相同功效	鉴别功效	记忆点
车前子	利尿通淋	渗湿止泻，明目，祛痰	包煎；孕妇及肾虚精滑者慎用
滑石		清热解暑，外用祛湿敛疮	治疗湿疮、湿疹、痱子；包煎；脾虚、热病伤津及孕妇慎用

续表

药名	相同功效	鉴别功效	记忆点
石韦	利尿通淋	清肺止咳，凉血止血	
瞿麦		活血通经	
地肤子	清热利湿	止痒	
海金沙		通淋止痛	宜包煎
萆薢	利湿祛浊，祛风除痹		

考点 利湿退黄药

药名	功效	记忆点
茵陈	利胆退黄，清热利湿	
金钱草	利湿退黄，利尿通淋，解毒消肿	
虎杖	利湿退黄，清热解毒，散瘀止痛，化痰止咳，泻热通便	活血止痛效果好

第十单元 温里药

药名	相同功效	鉴别功效	记忆点
附子	回阳救逆，补火助阳，散寒止痛		治偏中下焦里寒证；亡阳虚脱，肢冷脉微
干姜	温中散寒，回阳通脉，温肺化饮		治偏中上焦里寒证
肉桂	补火助阳，散寒止痛，温通经脉，引火归原		治虚阳上浮证，宜后下或焗服；畏赤石脂
吴茱萸		降逆止呕，助阳止泻	归肝、脾、胃、肾经
小茴香	散寒止痛	理气和胃	治寒疝腹痛，睾丸坠胀，少腹冷痛
丁香		温中降逆，温肾助阳	畏郁金
高良姜	温中止痛	散寒，止呕	
花椒		杀虫止痒	

第十一单元　理气药

药名	相同功效	鉴别功效	记忆点
陈皮	理气健脾，燥湿化痰		治脾胃气滞证，呕吐、呃逆，湿痰、寒痰咳嗽，胸痹
青皮	疏肝破气，消积化滞		治乳房胀痛，疝气疼痛，食积腹痛
枳实	破气除痞，化痰消积		治胃肠积滞，湿热泻痢；胸痹
佛手	疏肝解郁 理气和中	燥湿化痰	
香附		调经止痛	调经要药，气中之血药
木香	行气止痛	健脾消食	脾胃气滞证；泻痢里急后重；腹痛，胁痛，黄疸，疝气痛；气滞血瘀之胸痹
川楝子		杀虫	治肝郁化火诸痛，虫积腹痛；有毒
乌药		温肾散寒	治尿频遗尿
檀香		散寒调中	宜后下
薤白	行气导滞，通阳散结		气虚无滞及胃弱纳呆者不宜用
大腹皮	行气宽中，利水消肿		

第十二单元　消食药

药名	功效		记忆点
山楂	消食健胃，行气散瘀，降脂化浊		治疝气痛、瘀血证、食积证
莱菔子	消食除胀，降气化痰		治咳喘痰多；不宜与人参同服
神曲	消食和胃		治外感表证兼有食积
鸡内金	消食健胃	固精止遗，通淋化石	治遗尿、砂石淋证
麦芽		回乳消胀，疏肝行气	治米面薯芋食滞，断乳、乳胀

第十三单元　驱虫药

药名	功效	记忆点
槟榔	杀虫消积，行气，利水，截疟	治水肿脚气，疟疾

第十四单元 止血药

考点 凉血止血药

药名	功效		记忆点
大蓟	凉血止血，散瘀解毒消痈		散瘀消痈力强，止血作用广泛
小蓟			兼能利尿通淋，治血尿、血淋为佳
地榆	凉血止血	解毒敛疮	治烫伤、湿疹、疮疡痈肿
侧柏叶		化痰止咳，生发乌发	
槐花		清泻肝火	治目赤肿痛；炒炭止血，生用清热泻火
白茅根		清热利尿	治血热出血证；水肿、热淋、黄疸；胃热呕吐、肺热咳喘
苎麻根		安胎，清热解毒	治胎动不安，胎漏下血

考点 化瘀止血药

药名	相同功效	鉴别功效	记忆点
三七	化瘀止血	消肿定痛	止血化瘀疗伤之要药；孕妇慎用
茜草		凉血，通经	凉血化瘀止血之良药
蒲黄		利尿通淋	包煎；炒用止血，生用化瘀、利尿；孕妇慎用

考点 收敛止血药

药名	相同功效	鉴别功效	记忆点
白及	收敛止血	消肿生肌	不宜与乌头类药材同用
仙鹤草		止痢，截疟，解毒补虚	
血余炭		化瘀，利尿	

考点 温经止血药

药名	功效	记忆点
艾叶	温经止血，散寒调经，安胎	治胎动不安

第十五单元　活血化瘀药

考点 活血止痛药

药名	相同功效	鉴别功效	记忆点
川芎	活血，行气，止痛	祛风	治头痛，风湿痹痛
延胡索			行血中之气滞，气中血滞，专治一身上下诸痛
姜黄		通经	祛瘀力强，治寒凝气滞血瘀证，风湿痹痛
郁金		解郁，清心凉血，利胆退黄	畏丁香；热病神昏，湿热黄疸

续表

药名	相同功效	鉴别功效	记忆点
乳香	活血行气止痛，消肿生肌		治跌打损伤，气滞血瘀痛证

考点　活血调经药

药名	相同功效	鉴别功效	记忆点
丹参	祛瘀止痛，	凉血消痈，清心除烦	既活血，又凉血；反藜芦
红花	活血通经		
桃仁	活血祛瘀，润肠通便，止咳平喘		
益母草	活血调经，利水消肿，清热解毒		
牛膝	生用活血通经、利水通淋、引火（血）下行；酒炙补肝肾、强筋骨		
鸡血藤	活血补血，调经止痛，舒筋活络		

考点　活血疗伤药

药名	功效	记忆点
土鳖虫	破血逐瘀，续筋接骨	有小毒；治筋伤骨折
骨碎补	活血疗伤止痛，补肾强骨，外用消风祛斑	

考点 破血消癥药

药名	功效	记忆点
莪术	破血行气，消积止痛	孕妇禁用
三棱		
水蛭	破血通经，逐瘀消癥	

第十六单元 化痰止咳平喘药

考点 温化寒痰药

药名	相同功效	鉴别功效	记忆点
半夏	燥湿化痰	降逆止呕，消痞散结；外用消肿止痛	归脾、胃、肺经；善治脏腑湿痰，止呕要药，治心下痞、梅核气
天南星		祛风止痉，外用散结消肿	走经络，偏于祛风痰而能解痉止厥，善治风痰

续表

药名	相同功效	鉴别功效	记忆点
旋覆花	降气，祛痰	行水，止呕	包煎
白前		止咳	
芥子	温肺豁痰，利气散结，通络止痛		久咳肺虚及阴虚火旺者忌用

考点 清化热痰药

药名	相同功效	鉴别功效	记忆点
川贝母	清热化痰止咳，散结消痈	润肺	**性偏润**，肺热燥咳、虚劳咳嗽用之宜
浙贝母		解毒	**性偏泄**，风热犯肺或痰热郁肺之咳嗽用之宜
瓜蒌	清热涤痰，宽胸散结，润燥滑肠		不宜与乌头类药材同用
竹茹	清热化痰	除烦，止呕	治肺热咳嗽，胃热呕吐，吐血崩漏
竹沥	清热豁痰	定惊利窍	治痰热咳喘，中风痰迷
天竺黄		清心定惊	
桔梗	宣肺，祛痰，利咽，排脓		治咳嗽痰多，咽肿失音，肺痈吐脓

药名	相同功效	鉴别功效	记忆点
前胡	降气化痰，散风清热		
海藻	消痰软坚，利水消肿	反甘草	

考点 止咳平喘药

药名	相同功效	鉴别功效	记忆点
苦杏仁	降气止咳平喘，润肠通便		兼宣肺，止咳平喘力强，为喘咳要药；有小毒
紫苏子		化痰	功偏降气化痰
桑白皮	泻肺平喘，利水消肿		药性缓，长于清肺热，降肺火
葶苈子			力峻，重在泻肺中水气、痰涎
百部	**润肺下气止咳，杀虫灭虱**		治百日咳

中药学

第十七单元　安神药

考点　重镇安神药

药名	相同功效	鉴别功效	记忆点
朱砂	清心镇惊，安神，明目，解毒		善治心火亢盛之心神不安；有毒；忌火煅
磁石	镇惊安神，	聪耳明目，纳气平喘	治肾虚肝旺，肝火扰心之心神不宁；脾胃虚弱者慎用
龙骨	平肝潜阳	收敛固涩，收湿敛疮	生用平肝潜阳，煅用收敛固涩，收湿敛疮
琥珀	镇惊安神，活血散瘀，利尿通淋		研末冲服，不入煎剂；忌火煅

考点　养心安神药

药名	相同功效	鉴别功效	记忆点
酸枣仁	养心安神	益肝，敛汗，生津	治心悸失眠，自汗、盗汗
柏子仁		润肠通便，止汗	
远志	安神益智，交通心肾，祛痰开窍，消散痈肿		治痈疽疮毒，乳房肿痛，喉痹；凡实热或痰火内盛者，以及有胃溃疡或胃炎者慎用
合欢皮	解郁安神，活血消肿		

第十八单元　平肝息风药

考点　平抑肝阳药

药名	相同功效	鉴别功效	记忆点
石决明	平肝潜阳，清肝明目		治肝肾阴虚、肝阳眩晕，目赤翳障
珍珠母		镇惊安神	
牡蛎	平肝潜阳	重镇安神，软坚散结，收敛固涩，制酸止痛	治阴虚阳亢，痰核瘰疬
赭石		重镇降逆，凉血止血	治呕吐呃逆，气逆喘息，血热吐衄
蒺藜	平肝解郁，活血祛风，明目止痒		

考点 息风止痉药

药名	相同功效	鉴别功效	记忆点	
羚羊角	清热解毒	平肝息风，清肝明目	归肝、心经，治热病神昏	治目赤头痛
牛黄		凉肝息风，清心豁痰，开窍醒神		治口舌生疮
钩藤	清热平肝	息风，定惊	治小儿高热惊风轻证，宜后下	
地龙		通络，平喘，利尿	治痹证，肺热哮喘，小便不利	
天麻	息风止痉	平抑肝阳，祛风通络	味甘、性平，治风湿痹痛	
僵蚕		化痰散结，祛风止痛	治风中经络，风疹瘙痒	
全蝎	息风镇痉，攻毒散结，通络止痛		治痉挛抽搐，疮疡肿毒，瘰疬结核，风湿顽痹，顽固性头痛	
蜈蚣				

第十九单元 开窍药

药名	相同功效	鉴别功效	记忆点	
麝香	开窍醒神	活血通经，消肿止痛，催生下胎	外用适量不入煎剂	治热闭、寒闭神昏；入丸、散，用量 0.03 ~ 0.1g
冰片		清热止痛		治热闭神昏；用量 0.15 ~ 0.3g
苏合香		辟秽，止痛		用量 0.3 ~ 1g
石菖蒲		豁痰，益智，化湿开胃	治痰湿秽浊神昏，脘腹痞满，噤口痢	

第二十单元 补虚药

考点 补气药

补气药（一）

药名	功效	记忆点	
人参	大补元气，安神益智，复脉固脱，补脾益肺，生津养血	反藜芦	治元气虚脱证
党参	健脾益肺，养血生津		治气血两虚
西洋参	补气养阴，清热生津		治中阳衰微；胃有寒湿者忌用
太子参	益气健脾，生津润肺	治脾肺气阴两虚证	

补气药（二）

药名	功效	记忆点
黄芪	补气升阳，固表止汗，利水消肿，托疮生肌	治溃久难敛，中风半身不遂
白术	健脾益气，燥湿利水，止汗，安胎	生用燥湿利水，炒用健脾止泻

药名	功效	记忆点
甘草	补脾益气，祛痰止咳，缓急止痛，清热解毒，调和诸药	生用清热解毒；蜜炙补益心脾、润肺止咳；不可与京大戟、芫花、甘遂同用
山药	补脾养胃，生津益肺，补肾涩精	
白扁豆	健脾化湿，和中消暑，解毒	
大枣	补中益气，养血安神	
蜂蜜	补中，润燥，止痛，解毒，外用生肌敛疮	

考点 补阳药

药名	相同功效	鉴别功效	记忆点
鹿茸	补肾阳，益精血，强筋骨，调冲任，托疮毒		甘、咸，温。归肾、肝经
淫羊藿	补肾阳，强筋骨，祛风湿		治肾阳虚衰之精少不育
巴戟天			治肾阳亏虚、精血不足之证
杜仲	补肝肾，强筋骨，安胎		治肾虚腰痛，胎动不安
续断		止崩漏，疗伤续折	治崩漏、乳汁不行、痈疽疮疡、跌打损伤

续表

药名	相同功效	鉴别功效	记忆点
菟丝子	补肾益精，养肝明目，固精缩尿，止泻，安胎，外用消风祛斑		
补骨脂	补肾壮阳，温脾止泻，纳气平喘，外用消风祛斑		
肉苁蓉	温肾阳，益精血，润肠通便		阴虚火旺、大便泄泻者不宜服用
益智	暖肾固精缩尿，温脾开胃摄唾		
紫河车	补肾益精，养血益气		治气血不足诸证；肺肾两虚之咳喘

考点 补血药★

药名	相同功效	鉴别功效	记忆点
当归	补血调经，活血止痛，润肠通便		治血虚有寒，跌打损伤
白芍	养血调经，敛阴止汗，柔肝止痛，平抑肝阳		治血虚有热，胸胁疼痛，止汗；反藜芦
熟地黄	补血养阴	填精益髓	治肝肾阴虚；滋腻碍胃
阿胶		润燥，止血	治肺阴虚燥咳，阴虚风动
何首乌	生用：解毒，消痈，截疟，润肠通便；制用：补肝肾，益精血，乌须发，强筋骨，化浊降脂		

考点　补阴药

药名	相同功效	鉴别功效	记忆点	
北沙参	养阴清肺，益胃生津		清养肺胃作用强	
麦冬	养阴生津	润肺清心	宁心安神；用于胃阴虚、肺阴虚、心阴虚证	
天冬		清肺润燥	清火与润燥力强于麦冬，且入肾滋阴	
龟甲	滋阴潜阳	益肾健骨，养血补心，固经止崩	经砂炒，醋淬后，去腥	长于滋肾，兼健骨、养血、补心
鳖甲		退热除蒸，软坚散结		长于退虚热，兼软坚散结
石斛	益胃生津，润阴清热		治胃阴虚、肾阴虚	
玉竹	养阴润燥，生津止渴		治胃阴虚、肺阴虚	
百合	养阴润肺，清心安神		治肺阴虚	
黄精	补气养阴，健脾，润肺，益肾			
枸杞子	滋补肝肾	益精明目	治肝肾阴虚、早衰证	
女贞子		乌须明目	入丸、散剂效佳；以黄酒拌蒸制，可避免滑肠	
墨旱莲		凉血止血		

中药学

第二十一单元　收涩药

考点　固表止汗药

药名	相同功效	鉴别功效
麻黄根	固表止汗	
浮小麦		益气，除热

考点　敛肺涩肠药

药名	功效			记忆点
五味子	收敛固涩，益气生津，补肾宁心			既入肺肾经，敛肺滋肾；又入心经，宁心安神
乌梅	涩肠止泻	敛肺止咳	安蛔止痛，生津止渴	治肺虚久咳；炒炭可止血，外敷可消疮毒
诃子			降火利咽	煨用：涩肠止泻。生用：敛肺清热、利咽开音
肉豆蔻		温中行气		用于五更泻；湿热泻痢者忌用
赤石脂		收敛止血，敛疮生肌		畏肉桂；湿热积滞泻痢者忌用

考点 固精缩尿止带药

药名	功效	记忆点
山茱萸	补益肝肾，收敛固脱	治腰膝酸软，崩漏，大汗不止，消渴证
桑螵蛸	固精缩尿，补肾助阳	
海螵蛸	涩精止带，收敛止血，制酸止痛，收湿敛疮	治胃痛吐酸，湿疮湿疹
芡实	益肾固精，健脾止泻，除湿止带	
金樱子	固精缩尿止带，涩肠止泻	

第二十二单元　攻毒杀虫止痒药

药名	功效
硫黄	外用解毒杀虫止痒，内服补火助阳通便

第 四 篇

方剂学

第一单元 总论

考点 方剂的组成和变化

方剂的组成原则	君药	治主证主药
	臣药	①辅君。②治兼证
	佐药	①佐助药：辅君臣以强效。②佐制药：弱君臣毒峻之性。③反佐药
	使药	①引经药：带诸药入病所。②调和药：调和诸药
方剂的变化	药味的增损	以方中君药不变为前提，加减方中其他药物。如逍遥散变化为黑逍遥散
	药量的增加	以方中药物组成不变为前提
	剂型的变化	以方中药物组成及配伍用量比例不变为前提

考点 剂型

剂型	特点
汤剂	吸收迅速，药效快，便于随证化裁，适用于重症及病情不稳定者
丸剂	吸收慢，药效持久，节省药材，体积小，便于携带与服用
散剂	制备简便，吸收较快，节省药材，不易变质，易于携带和服用

第二单元　解表剂

考点　辛温解表剂★

剂名	功用	主治	组成
麻黄汤	发汗解表，宣肺平喘	外感风寒表实证	麻黄、桂枝、甘草、杏仁
桂枝汤	解肌发表，调和营卫	外感风寒表虚证	桂枝、芍药、甘草、生姜、大枣
小青龙汤	解表散寒，温肺化饮	外寒里饮证	小小青龙最有功，风寒束表饮停胸，细辛半夏甘和味，姜桂麻黄芍药同。臣：干姜、细辛
九味羌活汤	发汗祛湿，兼清里热	外感风寒湿邪，兼有里热证	九味羌活用防风，细辛苍芷与川芎，黄芩生地同甘草，分经论治宜变通

考点　辛凉解表剂

剂名	功用	主治	组成
银翘散	辛凉透表，清热解毒	温病初起，温邪初犯肺卫证	银翘散主上焦疴，竹叶荆牛豉薄荷，甘桔芦根凉解法，轻宣温热煮无过

剂名	功用	主治	组成
麻黄杏仁甘草石膏汤	辛凉解表，清肺平喘	表邪未解，肺热壅盛证	麻黄、杏仁、甘草、石膏
桑菊饮	疏风清热，宣肺止咳	风温初起，邪客肺络证，但咳，身热不甚	桑菊饮中桔杏翘，芦根甘草薄荷饶，清疏肺卫轻宣剂，风温咳嗽服之消

考点　扶正解表剂

剂名	功用	主治	组成
人参败毒散	益气解表，散寒祛湿	气虚外感风寒湿证	人参败毒草苓芎，羌独柴前枳桔同

第三单元　泻下剂

分类	剂名	功用	主治	组成
寒下剂	大承气汤	峻下热结	阳明腑实证、热结旁流证	大黄、芒硝、枳实、厚朴

续表

分类	剂名	功用	主治	组成
温下剂	温脾汤	温补脾阳，攻下寒积	阳虚冷积证	温脾附子大黄硝，当归干姜人参草
润下剂	麻子仁丸	润肠泄热，行气通便	脾约证	麻子仁丸治脾约，枳朴大黄麻杏芍

第四单元　和解剂

考点　和解少阳剂★

剂名	功用	主治	组成
小柴胡汤	和解少阳	①伤寒少阳证。②妇人伤寒，热入血室，经水适断，寒热发作有时。③疟疾、黄疸等少阳证者	小柴胡汤和解功，半夏人参甘草从，更加黄芩生姜枣，少阳百病此方宗

考点 调和肝脾剂、调和肠胃剂

分类	剂名	功用	主治	组成
调和肝脾剂	四逆散	透邪解郁，疏肝理脾	阳郁厥逆证；肝脾不和证	四逆散里用柴胡，芍药枳实甘草须
	逍遥散	疏肝解郁，健脾养血	肝郁血虚脾虚证	逍遥散中当归芍，柴苓术草加姜薄
调和肠胃剂	半夏泻心汤	寒热并调，消痞散结	寒热互结之痞证	半夏泻心黄连芩，干姜草枣人参行

第五单元　清热剂

考点 清气分热剂、清营凉血剂★

分类	剂名	功用	主治	组成
清气分热	白虎汤	清热生津	阳明气分热盛	石膏、甘草、粳米、知母
清营凉血	清营汤	清营解毒，透热养阴	邪热初入营分	角地银翘玄连竹，丹麦清热更护阴
	犀角地黄汤	清热解毒，凉血散瘀	热入血分证	犀角地黄芍药丹，血热妄行吐衄斑

方剂学

考点 清热解毒剂

剂名	功用	主治	组成
黄连解毒汤	泻火解毒	三焦火毒	芩连柏栀

考点 清脏腑热剂

剂名	功用	主治	组成
龙胆泻肝汤	泻肝胆实火，清肝经湿热	肝胆实火上炎；肝经湿热下注	龙胆泻肝栀芩柴，生地车前泽泻偕，木通甘草当归合，肝经湿热力能排
左金丸	清肝泻火，降逆止呕	肝火犯胃	黄连、吴茱萸
清胃散	清胃凉血	胃火牙痛	清胃散中升麻连，当归生地丹皮全
芍药汤	清热燥湿，调气和血	湿热痢疾	芍药汤中用大黄，芩连归桂槟草香，清热燥湿调气血，下痢腹痛自安康
导赤散	清心养阴利水	心经火热证	导赤木通与车前，草梢兼加竹叶尝

考点 清虚热剂

剂名	功用	主治	组成
青蒿鳖甲汤	养阴透热	温病后期，热伏阴分证	青蒿鳖甲知地丹

第六单元 祛暑剂

考点 祛暑解表剂、祛暑利湿剂、祛暑益气剂

剂名	功用	主治	组成
香薷散	祛暑解表，化湿和中	夏月伤于寒湿之阴暑证	香薷、白扁豆、厚朴、酒
六一散	清暑利湿	暑湿证	滑石、甘草
清暑益气汤	清暑益气，养阴生津	暑热气津两伤证	王氏清暑益气汤，暑热气津已两伤，洋参麦斛粳米草，翠衣荷连知竹尝

方剂学

第七单元　温里剂

考点　温中祛寒剂

剂名	功用	主治	组成
理中丸	温中祛寒，补中健脾	①脾胃虚寒证。②阳虚失血证。③中阳不足，阴寒上乘之胸痹或脾气虚寒，不能摄津之病后多涎唾等	君：干姜（温中祛寒要药） 臣：人参 佐：白术、甘草
小建中汤	温中补虚，和里缓急	中焦虚寒，肝脾失调，阴阳不和	小建中汤芍药多，桂枝甘草姜枣和，更加饴糖补中脏，虚劳腹痛服之瘥

考点　回阳救逆剂、温经散寒剂

分类	剂名	功用	主治	组成
回阳救逆剂	四逆汤	回阳救逆	少阴病，心肾阳衰寒厥证；太阳病误汗亡阳者	附子、甘草、干姜

分类	剂名	功用	主治	组成
温经散寒剂	当归四逆汤	温经散寒，养血通脉	血虚寒厥证	当归四逆芍桂枝，细辛甘草木通施

第八单元 表里双解剂

考点 解表清里剂、解表攻里剂

分类	剂名	功用	主治	组成
解表清里剂	葛根黄芩黄连汤	清解里热，解肌散邪	表证未解，邪热入里证	葛根黄芩黄连汤，再加甘草共煎尝
解表攻里剂	大柴胡汤	和解少阳，内泻热结	少阳阳明合病	大柴胡汤用大黄，枳芩夏芍枣生姜
	防风通圣散	疏风解表，泻热通便	风热壅盛，表里俱实证	

方剂学

第九单元 补益剂

考点 补气剂★

剂名	功用	主治	组成
四君子汤	益气健脾	脾胃气虚证	人参、白术、茯苓、甘草
参苓白术散	益气健脾，渗湿止泻	脾虚湿盛证，肺脾气虚，痰湿咳嗽	参苓白术扁豆陈，山药甘莲砂薏仁，桔梗上浮兼保肺，枣汤调服益脾神
补中益气汤	补中益气，升阳举陷	气虚发热证，脾胃气虚证，气虚下陷证	补中益气芪术陈，升柴参草当归身
玉屏风散	益气固表止汗	表虚自汗	
生脉散	益气生津，敛阴止汗	气阴两伤证	人参、麦冬、五味子

考点　补血剂、气血双补剂

分类	剂名	功用	主治	组成
补血剂	四物汤	补血养血	营血虚滞证	芎地芍归（穹地少归）。注：熟地
	归脾汤	益气补血，健脾养心	心脾气血两虚证；脾不统血证	归脾汤用术参芪，归草茯神远志随，酸枣木香龙眼肉，煎加姜枣益心脾
气血双补剂	炙甘草汤	滋阴养血，益气温阳，复脉定悸	阴血不足，阳气虚弱；虚劳肺痿	炙甘草汤参桂姜，麦冬生地麻仁襄，大枣阿胶加酒服，桂枝生姜为佐药

考点　补阴剂、补阳剂、阴阳双补剂

分类	剂名	功用	主治	组成
补阴剂	六味地黄丸	填精滋阴补肾	肾阴精不足证	地八山山四，丹苓泽泻三（三补三泻）
	左归丸	滋阴补肾，填精益髓	真阴不足证	

续表

分类	剂名	功用	主治	组成
补阳剂	肾气丸	补肾助阳，化生肾气	肾阳气不足证	六味地黄丸＋桂附（贵妇）。注：桂枝体现"阴中求阳、少火生气"之义
	右归丸	温补肾阳，填精益髓	肾阳不足，命门火衰证	
阴阳双补剂	地黄饮子	滋肾阴，补肾阳，化痰开窍	喑痱	地黄饮子山茱斛，麦味菖蒲远志茯，苁蓉桂附巴戟天，少入薄荷姜枣服

第十单元 固涩剂

考点 固表止汗剂

剂名	功用	主治	组成
牡蛎散	敛阴止汗，益气固表	自汗、盗汗证	牡蛎散内用黄芪，小麦麻黄根最宜

考点　涩肠固脱剂

剂名	功用	主治	组成
四神丸	温肾暖脾，固肠止泻	脾肾阳虚之五更泻	四神故纸吴茱萸，肉蔻五味四般须，大枣百枚姜八两，五更肾泻火衰扶

考点　涩精止遗剂、固崩止带剂

分类	剂名	功用	主治	组成
涩精止遗剂	桑螵蛸散	固精止遗，调补心肾	心肾两虚的尿频或滑精证	桑螵蛸散用龙龟，参苓菖远及当归
固崩止带剂	固冲汤	固冲摄血，益气健脾	脾肾亏虚，冲脉不固之血崩证	固冲汤中用术芪，龙牡芍黄茜草施，倍子海蛸棕榈炭，崩中漏下总能医

第十一单元　安神剂

考点　重镇安神剂、滋养安神剂

分类	剂名	功用	主治	组成
重镇安神剂	朱砂安神丸	镇心安神，清热养血	心火亢盛，阴血不足证	朱砂安神东垣方，归连甘草合地黄
滋养安神剂	天王补心丹	补心安神，滋阴养血	阴虚血少，神志不安证	补心丹用柏枣仁，二冬生地当归身，三参桔梗朱砂味，远志茯苓养心神。三参：人参、丹参、玄参
	酸枣仁汤	清热除烦，养血安神	肝血不足，虚热扰神证	酸枣仁汤治失眠，川芎知草茯苓煎 君：酸枣仁（养血补心，宁心安神）；臣：茯苓（宁心安神）

第十二单元　开窍剂

考点　凉开剂、温开剂

分类	剂名	相同功用	鉴别功用	主治
凉开剂	安宫牛黄丸	清热开窍	豁痰解毒	温热病，邪热内陷心包证
	紫雪		息风止痉	温热病，邪热内陷心包，热盛动风证
	至宝丹		化浊解毒	中暑、中风及温病痰热内陷心包证
温开剂	苏合香丸	温通开窍，行气止痛		寒凝气闭证，中风证

第十三单元　理气剂

考点　行气剂

剂名	功用	主治	组成
越鞠丸	行气解郁	气郁所致之六郁证	越鞠丸治六般郁，气血湿痰食火因，香附芎苍兼栀曲，气畅郁舒痛闷伸

方剂学

剂名	功用	主治	组成
柴胡疏肝散	疏肝解郁，行气止痛	肝气郁滞证	柴胡疏肝芍川芎，枳壳陈皮草香附
瓜蒌薤白白酒汤	行气祛痰，通阳散结	胸阳不振，痰气互结证	瓜蒌实、薤白、白酒
半夏厚朴汤	行气散结，降逆化痰	梅核气	半夏厚朴痰气疏，茯苓生姜共紫苏

考点 降气剂

剂名	功用	主治	组成
苏子降气汤	降气平喘，祛痰止咳	上实下虚之喘咳证	苏子降气祛痰方，夏朴前苏甘枣姜，肉桂纳气归调血，上实下虚痰喘康
旋覆代赭汤	降逆化痰，益气和胃	胃虚痰阻气逆证	旋覆代赭重用姜，半夏人参甘枣尝

第十四单元　理血剂

考点　活血祛瘀剂★

剂名	功用		主治	组成
桃核承气汤	逐瘀泄热		下焦蓄血证	桃核承气五药施，甘草硝黄并桂枝
补阳还五汤	补气活血通络		气虚血瘀之中风	补阳还五芎桃红，赤芍归尾加地龙，四两生芪为君药
血府逐瘀汤	活血化瘀	行气止痛	胸中血瘀证	血府逐瘀生地桃，红花当归草赤芍，桔梗枳壳柴芎膝，血化下行免劳作
桂枝茯苓丸		缓消癥块	瘀阻胞宫证	桂枝、茯苓、桃仁、芍药、牡丹皮
温经汤	养血祛瘀	温经散寒	冲任虚寒，瘀血阻滞证	温经汤用桂萸芎，归芍丹皮姜夏冬，参草益脾胶养血，暖宫祛瘀在温通
生化汤		温经止痛	血虚寒凝，瘀血阻滞证	生化汤宜产后尝，归芎桃草酒炮姜

考点　止血剂

剂名	相同功用	鉴别功用	主治	组成
咳血方	凉血止血	清肝宁肺	肝火犯肺之咳血证	咳血方中栀青黛，诃子海粉瓜蒌仁，姜汁蜜丸口噙化，木火刑金咳血平
小蓟饮子		利水通淋	热结下焦之血淋、尿血	小蓟饮子藕蒲黄，木通滑石生地黄，归草栀子淡竹叶，热结血淋服之良
黄土汤	养血止血	温阳健脾	脾阳不足，脾不摄血证	黄土汤中芩地黄，术附阿胶甘草尝

第十五单元　治风剂

考点　疏散外风剂

剂名	功用	主治	组成
消风散	疏风养血，清热除湿	风毒湿热之风疹、湿疹	消风散中有荆防，蝉蜕胡麻苦参苍，石知蒡通归地草，风疹湿疹服之康
川芎茶调散	疏风止痛	外感风邪头痛	川芎茶调散荆防，辛芷薄荷甘草羌

剂名	功用		主治	组成
牵正散	祛风化痰通络	止痉	风中头面经络之口眼歪斜	白附子、白僵蚕、全蝎
小活络丹		除湿，活血止痛	风寒湿痹	二乌南星乳没龙

考点　平息内风剂

剂名	功用	主治	组成
羚角钩藤汤	凉肝息风，增液舒筋	肝热生风证	俞氏羚角钩藤汤，桑菊茯神鲜地黄，贝草竹茹同芍药，肝热生风急煎尝
镇肝熄风汤	镇肝息风，滋阴潜阳	肝阳上亢，气血上逆之类中风	镇肝息风芍天冬，玄牡茵陈赭膝龙，龟甲麦芽甘草楝，肝风内动有奇功
天麻钩藤饮	平肝息风，清热活血，补益肝肾	肝阳偏亢，肝风上扰证	天麻钩藤石决明，栀芩杜膝与寄生，夜藤茯神益母草，头痛眩晕失眠宁

第十六单元 治燥剂

考点 轻宣外燥剂

剂名	功用	主治	组成
杏苏散	轻宣凉燥，理肺化痰	外感凉燥证	杏苏散内半夏苓，前胡枳桔橘皮从，甘草生姜与大枣，凉燥咳嗽立能停
清燥救肺汤	清燥润肺，益气养阴	温燥伤肺证	清燥救肺参草杷，石膏胶杏麦胡麻，经霜收下冬桑叶，清燥润肺效可夸

考点 滋阴润燥剂

剂名	功用	主治	组成
麦门冬汤	滋养肺胃，降逆下气	①虚热肺痿。②胃阴不足	麦门冬汤用人参，枣草粳米半夏存。 麦冬:半夏=7:1；体现了补土生金，虚则补母
玉液汤	益气养阴，固肾生津	消渴之气阴两虚证	玉液山药芪葛根，花粉知味鸡内金
百合固金汤	滋润肺肾，止咳化痰	肺肾阴亏，虚火上炎证	百合固金二地黄，玄参贝母桔甘藏，麦冬芍药当归配，喘咳痰血肺家伤

第十七单元 祛湿剂

考点 燥湿和胃剂

剂名	功用	主治	组成
平胃散	燥湿运脾，行气和胃	湿滞脾胃证	平胃散用朴陈皮，苍术甘草姜枣齐
藿香正气散	解表化湿，理气和中	外感风寒，内伤湿滞	藿香正气大腹苏，甘桔陈苓术朴俱，夏曲白芷加姜枣，风寒暑湿岚瘴驱

考点 清热祛湿剂

剂名	相同功用	鉴别功用	主治	组成
茵陈蒿汤		退黄	黄疸阳黄证	茵陈、栀子、大黄
三仁汤	清热利湿	宣畅气机	湿温病之湿重于热证	三仁杏蔻薏苡仁，朴夏通草滑竹存
				君：杏仁(宣上)、白蔻仁（畅中）、薏苡仁（渗下）
八正散	清热利水，泻火通淋		热淋	八正木通与车前，萹蓄大黄滑石研，草梢瞿麦兼栀子，煎加灯草痛淋蠲
二妙散	清热燥湿		湿热下注证	二妙散中苍柏煎

考点　利水渗湿剂

剂名	相同功用	鉴别功用	主治	组成
五苓散	利水渗湿	温阳化气	蓄水证，痰饮，水湿内停证	五苓散治太阳腑，白术泽泻猪茯苓，桂枝温通助气化，利便解表烦渴清
猪苓汤		清热养阴	水热互结伤阴证，热淋血淋	猪苓汤内二苓全，泽泻阿胶滑石添

考点　温化寒湿剂

剂名	功用	主治	组成
真武汤	温阳利水	阳虚水泛证；太阳病发汗太过，阳虚水泛证	真武汤壮肾中阳，茯苓术芍附生姜 体现"阴得阳助则化""益火之源以消阴翳"
苓桂术甘汤	温阳化饮，健脾利湿	中阳不足之痰饮	茯苓、桂枝、白术、炙甘草

考点 祛湿化浊剂、祛风胜湿剂

分类	剂名	功用	主治	组成
祛湿化浊剂	完带汤	化湿止带，补脾疏肝	脾虚肝郁，湿浊带下证	完带汤中二术陈，车前甘草和人参，柴芍怀山黑芥穗
祛风胜湿剂	羌活胜湿汤	祛风胜湿止痛	风湿犯表之痹证	羌活胜湿羌独芎，蔓甘藁本与防风
	独活寄生汤	祛风湿，止痹痛，益肝肾，补气血	肝肾两亏，气血不足之痹证	独活寄生艽防辛，归芎地芍桂苓均，杜仲牛膝人参草

第十八单元　祛痰剂

分类	剂名	功用		主治	组成
燥湿化痰剂	二陈汤	燥湿化痰，理气和中		湿痰证	二陈汤用半夏陈，苓草梅姜一并存
	温胆汤	理气化痰	清胆和胃	胆胃不和，痰热内扰证	温胆汤中苓夏草，枳竹陈皮加姜枣
润燥化痰剂	贝母瓜蒌散		润肺清热	燥痰咳嗽	贝母瓜蒌散茯苓，陈皮桔梗花粉增
清热化痰剂	清气化痰丸	清热化痰，理气止咳		热痰咳嗽	清气化痰杏瓜蒌，茯苓枳苓胆星投，陈夏姜汁糊丸服，专治肺热咳痰稠
温化寒痰剂	苓甘五味姜辛汤	温肺化饮		寒饮咳嗽	茯苓、甘草、干姜、细辛、五味子
化痰息风剂	半夏白术天麻汤	化痰息风，健脾祛湿		风痰上扰	半夏白术天麻汤，苓草橘红枣生姜

第十九单元 消食剂

分类	剂名	功用	主治	组成
消食化滞剂	保和丸	消食化滞，理气和胃	食积证	保和山楂莱菔曲，夏陈茯苓连翘齐
健脾消食剂	健脾丸	健脾和胃，消食止泻	脾胃虚弱，食积内停证	健脾参术苓草陈，肉蔻香连合砂仁，楂肉山药曲麦炒，消补兼施不伤正

第二十单元 驱虫剂

剂名	功用	主治	组成
乌梅丸	温脏安蛔	蛔厥证	乌梅丸用细辛桂，黄连黄柏及当归，人参椒姜加附子

方剂学

第二十一单元 治痈疡剂

剂名	功用	主治	组成
大黄牡丹汤	泄热破瘀，散结消肿	湿热瘀滞之肠痈初起证	金匮大黄牡丹汤，桃仁芒硝瓜子襄
仙方活命饮	清热解毒，消肿溃坚，活血止痛	痈疡肿毒初起	仙方活命君银花，归芍乳没陈皂甲。防芷贝粉甘酒煎，阳证痈疡内消法

第 五 篇

中医内科学

第一单元　肺系病证

考点　感冒

	证型	证候	治法	方药
常人感冒	风寒束表证	恶寒重，发热轻，无汗头痛	辛温解表，宣肺散寒	荆防达表汤（轻症）；荆防败毒散（重症）
	风热犯表证	恶寒轻，发热著，流黄浊涕	辛凉解表，疏风清热	银翘散或葱豉桔梗汤
	暑湿伤表证	心烦口渴，渴不多饮	清暑祛湿解表	新加香薷饮
虚体感冒	气虚感冒证	咳痰无力，神疲体倦	益气解表，调和营卫	参苏饮
	阴虚感冒证	口干咽痛，舌红少苔，脉细数	滋阴解表	加减葳蕤汤

考点 咳嗽★

	证型	证候	治法	方药
外感咳嗽	风寒袭肺证	咳嗽声重、气急，鼻塞流清涕，恶寒发热无汗	疏风散寒，宣肺止咳	三拗汤＋止嗽散
	风热犯肺证	咳嗽频剧，气粗，鼻流黄涕，恶风身热汗出	疏风清热，宣肺止咳	桑菊饮
	风燥伤肺证	唇鼻干燥，身热恶寒	疏风清肺，润燥止咳	桑杏汤
内伤咳嗽	痰湿蕴肺证	食后痰多易咳，食少体倦，便溏	燥湿化痰，理气止咳	二陈平胃散＋三子养亲汤
	痰热郁肺证	痰多质稠色黄，面赤身热	清热肃肺，豁痰止咳	清金化痰汤
	肝火犯肺证	咳逆阵作，咽干口苦，随情绪波动增减	清肺泻肝，化痰止咳	黛蛤散合加减泻白散
	肺阴亏耗证	干咳或痰中带血，颧红，潮热盗汗	滋阴清热，润肺止咳	沙参麦冬汤

考点 哮病 ★

	证型	证候	治法	方药
发作期	冷哮证	哮鸣有声，形寒怕冷	宣肺散寒，化痰平喘	射干麻黄汤或小青龙汤
	热哮证	痰鸣如吼，口苦，口渴喜饮	清热宣肺，化痰定喘	定喘汤
	寒包热哮证	外寒：发热恶寒，无汗身痛 里热：痰黏色黄，口干便干	解表散寒，清化痰热	小青龙加石膏汤或厚朴麻黄汤
	风痰哮证	痰涎壅盛，声如拽锯或如吹哨笛，坐不得卧	祛风涤痰，降气平喘	三子养亲汤
	虚哮证	哮鸣如鼾，声低气促，咳痰无力	补肺纳肾，降气化痰	平喘固本汤
缓解期	肺虚证	喘促气短，语声低微，自汗畏风，咳痰清稀色白	补肺益气	玉屏风散
	脾虚证	食少便溏，面色萎黄无华，胸脘满闷，恶心纳呆	健脾益气	六君子汤
	肾虚证	平素息促气短，动则为甚，呼多吸少，脑转耳鸣，腰酸腿软	补肾纳气	金匮肾气丸 + 七味都气丸

考点 喘证

证型		证候		治法	方药
实喘	风寒壅肺证	喘逆胸胀	痰带泡沫，恶寒发热无汗	宣肺散寒	麻黄汤 + 华盖散
	表寒肺热证		息粗鼻扇，形寒身热	解表清里，化痰平喘	麻杏石甘汤
	痰热郁肺证		身热有汗，渴喜冷饮	清热化痰，宣肺平喘	桑白皮汤
	痰浊阻肺证		咯吐不利，口黏不渴	祛痰降逆，宣肺平喘	二陈汤 + 三子养亲汤
	肺气郁痹证	情志刺激，息粗气憋，咽中如窒		开郁降气平喘	五磨饮子
虚喘	肺气虚耗证	气怯声低，咳声低弱，自汗畏风		补肺益气	生脉散 + 补肺汤
	肾虚不纳证	呼多吸少，气不得续，汗出肢冷		补肾纳气	金匮肾气丸 + 参蛤散
	正虚喘脱证	张口抬肩，端坐不能平卧，咳喘欲绝		扶阳固脱，镇摄肾气	参附汤送服黑锡丹，配合蛤蚧粉

考点 肺痈

分期	证候	治法	方药
初期	恶寒发热，口干鼻燥	疏散风热，清肺化痰	银翘散
成痈期	壮热振寒，汗出身热不解，烦躁，气急胸痛，咳吐浊痰，呈黄绿色	清肺解毒，化瘀消痈	千金苇茎汤 + 如金解毒散

分期	证候	治法	方药
溃脓期	咳吐大量腥臭脓痰，身热面赤	排脓解毒	加味桔梗汤
恢复期	身热渐退，精神渐振，午后潮热	益气养阴清肺	沙参清肺汤或桔梗杏仁煎

考点 肺痨

证型		证候	治法	方药
肺阴亏损证	阴虚证	干咳，午后自觉手足心热，隐痛	滋阴润肺	月华丸
虚火灼肺证		呛咳气急，咯血，急躁易怒，掣痛	补益肺肾，滋阴降火	百合固金汤＋秦艽鳖甲散
气阴耗伤证		咳嗽无力，气短声低，自汗或盗汗	养阴润肺，益气健脾	保真汤或参苓白术散
阴阳两虚证		骨蒸潮热，自汗盗汗，面浮肢肿，形寒肢冷	滋阴补阳，培元固本	补天大造丸

考点 肺胀

证型	证候		治法	方药
外寒里饮证	胸部膨满	咳逆喘满不得卧，咳痰稀白量多，口干不欲饮，周身酸楚	温肺散寒，化痰降逆	小青龙汤
痰浊壅肺证		短气喘息，咳嗽痰多，色白呈泡沫	化痰降气，健脾益肺	苏子降气汤＋三子养亲汤
痰热郁肺证		目胀睛突，口渴欲饮，痰黄黏稠	清肺化痰，降逆平喘	越婢加半夏汤/桑白皮汤
痰蒙神窍证		神志恍惚，表情淡漠，谵妄	涤痰，开窍，息风	涤痰汤
痰瘀阻肺证		喉间痰鸣，憋闷如塞，面色灰白而暗，唇甲发绀	涤痰祛瘀，泻肺平喘	葶苈大枣泻肺汤＋桂枝茯苓丸
阳虚水泛证		憋闷如塞，面浮肢肿，尿少怕冷	温肾健脾，化饮利水	真武汤＋五苓散
肺肾气虚证		呼吸浅短难续，声低气怯，张口抬肩，倚息不能平卧	补肺纳肾，降气平喘	平喘固本汤＋补肺汤

第二单元　心系病证

考点　心悸

证型	证候		治法	方药
心虚胆怯证	善惊易恐，坐卧不安，多梦惊醒		镇惊定志，养心安神	安神定志丸
心血不足证	头晕健忘，面色无华		补血养心，益气安神	归脾汤
阴虚火旺证	五心烦热，口干盗汗，舌红少苔		滋阴清火，养心安神	天王补心丹＋朱砂安神丸
心阳不振证	胸闷气短，面色苍白	形寒肢冷	温补心阳，安神定悸	桂枝甘草龙骨牡蛎汤＋参附汤
水饮凌心证	渴不欲饮，浮肿尿少		振奋心阳，化气行水，宁心安神	苓桂术甘汤
瘀阻心脉证	痛如针刺，唇甲青紫		活血化瘀，理气通络	桃仁红花煎
痰火扰心证	时发时止，受惊易作，便结尿赤		清热化痰，宁心安神	黄连温胆汤

中医内科学

考点 胸痹

证型	证候	治法	方药
心血瘀阻证	痛有定处，入夜为甚	活血化瘀，通脉止痛	血府逐瘀汤
气滞心胸证	时欲太息，情志不遂诱发	疏肝理气，活血通络	柴胡疏肝散
痰浊闭阻证	痰多气短，头身困重	通阳泄浊，豁痰宣痹	瓜蒌薤白半夏汤 + 涤痰汤
寒凝心脉证	遇寒而发，手足不温	辛温散寒，宣通心阳	枳实薤白桂枝汤 + 当归四逆汤
气阴两虚证	心悸气短，神疲懒言	益气养阴，活血通脉	生脉散 + 人参养荣汤
心肾阴虚证	虚烦不寐，腰膝酸软，盗汗	滋阴清火，养心和络	天王补心丹 + 炙甘草汤
心肾阳虚证	面色㿠白，神倦怯寒	温补阳气，振奋心阳	参附汤 + 右归饮

考点 不寐

证型	证候	治法	方药
肝火扰心证	急躁易怒，头晕头胀，目赤耳鸣，口干而苦	疏肝泻火，镇心安神	龙胆泻肝汤
痰热扰心证	胸闷脘痞，泛恶嗳气，头重，目眩	清化痰热，和中安神	黄连温胆汤
心脾两虚证	多梦易醒，心悸健忘，神疲食少，腹胀便溏	补益心脾，养血安神	归脾汤

证型	证候	治法	方药
心肾不交证	头晕耳鸣，腰膝酸软，潮热盗汗，五心烦热	滋阴降火，交通心肾	六味地黄丸＋交泰丸
心胆气虚证	胆怯心悸，触事易惊，终日惕惕	益气镇惊，安神定志	安神定志丸＋酸枣仁汤

第三单元 脑系病证

考点 头痛

	证型	头痛特点	证候	治法	方药
外感头痛	风寒头痛	掣痛	风寒表证：痛连项背，恶风畏寒	疏散风寒止痛	川芎茶调散
	风热头痛	胀痛	风热证：面红目赤，口渴喜饮	疏风清热和络	芎芷石膏汤
	风湿头痛	如裹	表湿证：四肢困重，胸闷纳呆	祛风胜湿通窍	羌活胜湿汤

中医内科学

续表

	证型	头痛特点	证候	治法	方药
内伤头痛	肝阳头痛	两侧胀痛	阳亢火动：口苦目赤，烦躁少寐	平肝潜阳息风	天麻钩藤饮
	肾虚头痛	空痛	肾阴虚证：腰酸耳鸣，神疲失眠	养阴补肾，填精生髓	大补元煎
	血虚头痛	隐痛	气虚血少：自汗气短，纳少心悸	养血滋阴，和络止痛	加味四物汤
	痰浊头痛	昏蒙	痰浊中阻：胸脘痞闷，呕恶痰涎	健脾燥湿，化痰降逆	半夏白术天麻汤
	瘀血头痛	刺痛	舌紫，脉细涩	活血化瘀，通窍止痛	通窍活血汤
	气虚头痛	隐痛	时发时止，气短懒言	健脾益气升清	益气聪明汤

考点 眩晕

证型	证候		治法	方药
肝阳上亢证	眩晕	头胀耳鸣，急躁易怒	平肝潜阳，清火息风	天麻钩藤饮
气血亏虚证		神疲乏力，唇甲不华	补益气血，调养心脾	归脾汤
肾精不足证		腰酸膝软，颧红咽干，形寒肢冷	滋养肝肾，益精填髓	左归丸
痰湿中阻证		头重如蒙，胸闷恶心，食少寐多	化痰祛湿，健脾和胃	半夏白术天麻汤
瘀血阻窍证		头痛如刺，面唇紫暗，舌有瘀斑	活血通窍，祛瘀生新	通窍活血汤

考点 中风

中经络的辨证论治

证型	证候		治法	方药
风痰入络证	意识清楚，口舌歪斜，语言不利，半身不遂	平素头晕头痛，肌肤不仁，舌暗淡	息风化痰，活血通络	半夏白术天麻汤 + 桃仁红花煎
风阳上扰证		平素头晕头痛，耳鸣目眩，面红目赤，口苦咽干，尿赤便干	清肝泻火，息风潜阳	天麻钩藤饮
阴虚风动证		头晕耳鸣，双目干涩，腰膝酸软，手指瞤动	滋养肝肾，潜阳息风	镇肝熄风汤

中脏腑的辨证论治★

证型		证候		治法	方药
闭证	阳闭证（痰火瘀闭证）	突然昏仆，不省人事，牙关紧闭，口噤不开，两手握固，二便闭，肢体偏瘫	面红身热，气粗口臭，躁动不安，痰多而黏	清肝息风，豁痰开窍	羚角钩藤汤＋安宫牛黄丸
	阴闭证（痰浊瘀闭证）		面白唇暗，静卧不烦，四肢不温，痰涎壅盛	豁痰息风，宣郁开窍	涤痰汤＋苏合香丸
脱证		突然昏仆，不省人事，目合口张，鼻鼾息微，手撒肢冷，汗多，二便自遗，肢软		回阳救阴，益气固脱	参附汤＋生脉散

中风恢复期和后遗症期的辨证论治

证型	证候	治法	方药
风痰瘀阻证	肢麻，口眼㖞斜，舌强语謇	搜风化痰，行瘀通络	解语丹
气虚络瘀证	肢软，肢体偏枯，无力，面色萎黄	益气养血，化瘀通络	补阳还五汤
肝肾亏虚证	肢硬，拘挛变形，舌强不语，肌肉萎缩	滋养肝肾	左归丸＋地黄饮子

考点　痫证

证型		证候	治法	方药
发作期	阳痫	面色潮红，牙关紧闭，两目上视，平素多情绪急躁，心烦失眠，口苦咽干，便秘尿黄	急以开窍醒神，继以泻热涤痰息风	黄连解毒汤＋定痫丸
	阴痫	面色晦暗青灰而黄，手足清冷，平素神疲乏力，恶心泛呕，胸闷咳痰，纳差便溏	急以开窍醒神，继以温化痰涎，顺气定痫	五生饮＋二陈汤
休止期	肝火痰热证	平时急躁易怒，面红目赤，心烦失眠，便秘溲黄；发作时昏仆抽搐，吐涎，或有吼叫	清肝泻火，化痰宁心	龙胆泻肝汤＋涤痰汤
	脾虚痰盛证	平素神疲乏力，少气懒言，胸脘痞闷，纳差便溏；发作时面色晦滞，四肢不温，呕吐涎沫	健脾化痰	六君子汤
	肝肾阴虚证	痫证频发，面色晦暗，伴两目干涩，耳轮焦枯不泽，健忘失眠，腰膝酸软	滋养肝肾，填精益髓	大补元煎
	瘀阻脑络证	平素头晕头痛，痛有定处，常伴单侧肢体抽搐，颜面口唇青紫	活血化瘀，息风通络	通窍活血汤

中医内科学

考点 痴呆

证型	证候	治法	方药
髓海不足证	头晕耳鸣，齿枯发焦，步履艰难	滋补肝肾，填精补髓	七福饮
脾肾两虚证	易惊善恐，食少纳呆，口涎外溢，夜尿频多	温补脾肾，养元安神	还少丹
气血不足证	倦怠少动，面唇无华，爪甲苍白，纳呆食少	益气健脾，养血安神	归脾汤
痰浊蒙窍证	口吐痰涎，纳呆呕恶，体肥懒动	化痰开窍，健脾醒神	洗心汤
瘀阻脑络证	头痛难愈，面色晦暗，舌质紫，有瘀斑	活血化瘀，通窍醒神	通窍活血汤
心肝火旺证	急躁易怒，烦躁不安，头晕目眩，耳鸣如潮	清心平肝，安神定志	天麻钩藤饮
热毒内盛证	躁扰不宁，甚则狂越，或谵语妄言	清热解毒，通络达邪	黄连解毒汤

第四单元 脾胃病证

考点 胃痛

证型	证候	治法	方药
寒邪客胃证	胃痛暴作，恶寒喜暖，得温痛减	温胃散寒，行气止痛	香苏散＋良附丸
饮食伤胃证	胀满拒按，嗳腐吞酸，吐不消化食物	消食导滞，和胃止痛	保和丸
肝气犯胃证	脘痛连胁，善叹息，随情志加重	疏肝解郁，和胃止痛	柴胡疏肝散
肝胃郁热证	胃脘灼痛，烦躁易怒，胁胀不舒，泛酸嘈杂	疏肝泻热，和胃止痛	化肝煎
湿热中阻证	嘈杂灼热，口干口苦，渴不欲饮	清化湿热，理气和胃	清中汤
胃阴不足证	饥不欲食，五心烦热，消瘦乏力	养阴益胃，和中止痛	益胃汤
瘀血停滞证	痛如针刺，痛有定处，入夜尤甚	化瘀通络，理气和胃	失笑散＋丹参饮
脾胃虚寒证	隐痛缠绵，喜温喜按，空腹痛甚，得食则缓，劳累或受凉后发作加重	温中健脾，和胃止痛	黄芪建中汤

考点 胃痞

证型	证候	治法	方药
饮食内停证	进食尤甚，嗳腐吞酸	消食和胃，行气消痞	保和丸
痰饮中阻证	头晕目眩，身重困倦，呕恶纳呆	除湿化痰，理气和中	二陈平胃汤
湿热阻胃证	恶心呕吐，口干不欲饮，口苦	清热化湿，和胃消痞	连朴饮
肝胃不和证	心烦易怒，善太息，呕恶嗳气	疏肝解郁，和胃消痞	越鞠丸＋枳术丸
脾胃虚弱证	喜温喜按，纳呆便溏，神疲乏力	补气健脾，升清降浊	补中益气汤
胃阴不足证	胃脘嘈杂，饥不欲食	养阴益胃，调中消痞	益胃汤

考点 呕吐

证型	证候	治法	方药
外邪犯胃证	突然呕吐，发热恶寒	疏邪解表，化浊和中	藿香正气散
食滞内停证	呕吐酸腐，脘腹胀满	消食化滞，和胃降逆	保和丸
痰饮中阻证	清水痰涎，头眩心悸	温中化饮，和胃降逆	小半夏汤＋苓桂术甘汤
肝气犯胃证	呕吐吞酸，胸胁胀痛	疏肝理气，和胃降逆	半夏厚朴汤＋左金丸
脾胃虚寒证	食多即吐，喜嗳恶寒	温中健脾，和胃降逆	理中汤
胃阴不足证	反复发作，时作干呕，恶心，饥不欲食	滋养胃阴，降逆止呕	麦门冬汤

考点 噎膈

证型	证候	治法	方药
痰气交阻证	胸膈满痛，情志抑郁时则加重	开郁化痰，润燥降气	启膈散
瘀血内结证	呕出物如赤豆汁，胸痛固定，舌紫暗	破血行瘀，滋阴养血	通幽汤
津亏热结证	大便坚如羊屎，形瘦面晦	滋阴清热，润燥生津	沙参麦冬汤
气虚阳微证	面浮足肿，面色㿠白，形寒气短，精神疲惫	温补脾肾	补气运脾汤

考点 呃逆

证型	呃声	证候	治法	方药
胃寒气逆证	沉缓有力	胃脘不舒，得热则减，喜食热饮	温中散寒，降逆止呃	丁香散
胃火上逆证	洪亮有力	冲逆而出，口臭烦渴，多喜冷饮	清胃泄热，降逆止呃	竹叶石膏汤
气机郁滞证	连声	情志不畅，嗳气纳减，肠鸣矢气	顺气解郁，和胃降逆	五磨饮子
脾胃阳虚证	低长无力不得续	泛吐清水，喜温喜按，面色㿠白，手足不温，食少便溏	温补脾胃，降逆止呃	理中丸
胃阴不足证	短促而不得续	口干咽燥，烦躁不安，食后饱胀	养胃生津，降逆止呃	益胃汤

考点　腹痛

证型	腹痛	证候	治法	方药
寒邪内阻证	腹痛急起，剧烈拘急	得温痛减，遇寒痛甚	温中散寒，理气止痛	良附丸＋正气天香散
湿热壅滞证	胀痛拒按	烦渴引饮	泄热通腑，行气导滞	大承气汤
饮食积滞证		嗳腐吞酸，痛而欲泻，泻后痛减	消食导滞，理气止痛	枳实导滞丸
肝郁气滞证	攻窜两胁	嗳气、矢气则舒，情志变化加剧	疏肝解郁，理气止痛	柴胡疏肝散
瘀血内停证	痛如针刺	经久不愈，舌质紫暗	活血化瘀，和络止痛	少腹逐瘀汤
中虚脏寒证	腹痛绵绵	喜热喜按，气短懒言，形寒肢冷	温中补虚，缓急止痛	小建中汤

考点　泄泻★

证型	证候		治法	方药
寒湿内盛证	腹痛肠鸣	泄泻清稀，甚如水样	芳香化湿，解表散寒	藿香正气散
湿热伤中证		泻下急迫，粪色黄褐	清热利湿，分利止泻	葛根黄芩黄连汤
食滞肠胃证		臭如败卵，泻后痛减	消食导滞，和中止泻	保和丸
肝气乘脾证		攻窜作痛，矢气频作，情志诱发	抑肝扶脾	痛泻要方
脾胃虚弱证	时溏时泻，稍进油腻则大便次数增多		健脾益气，化湿止泻	参苓白术散
肾阳虚衰证	黎明前脐腹作痛，肠鸣即泻，完谷不化		温肾健脾，固涩止泻	四神丸

考点 痢疾

证型	证候		治法	方药
湿热痢	腹痛，里急后重，泻下赤白脓血	大便腥臭，肛门灼热	清肠化湿，调和气血	芍药汤
疫毒痢		起病急骤，下痢鲜紫脓血	清热解毒，凉血止痢	白头翁汤＋芍药汤
寒湿痢		赤白黏冻，白多赤少	温中燥湿，调气和血	不换金正气散
阴虚痢		脐腹灼痛，虚坐努责	养阴和营，清肠化湿	驻车丸＋黄连阿胶汤
虚寒痢		稀薄白冻，畏寒肢冷	温补脾肾，收涩固脱	桃花汤＋真人养脏汤
休息痢		时发时止，饮食劳累而发	温中清肠，调气化滞	连理汤

考点 便秘

证型	证候	治法	方药
热秘	口干口臭，面红心烦	泄热导滞，润肠通便	麻子仁丸
气秘	便而不爽，肠鸣矢气，嗳气食少	顺气导滞，降逆通便	六磨汤
冷秘	胁下偏痛，手足不温，呃逆呕吐	温里散寒，通便止痛	大黄附子汤
气虚秘	汗出短气，便后乏力，面白神疲	补脾益肺，润肠通便	黄芪汤
阴虚秘	如羊屎状，形体消瘦，颧红盗汗	滋阴增液，润肠通便	增液汤
阳虚秘	面色㿠白，四肢不温，喜热畏冷	补肾温阳，润肠通便	济川煎
血虚秘	大便干结，面色无华，皮肤干燥	养血润阴，润燥通便	润肠丸

第五单元　肝胆病证

考点　胁痛★

证型	证候	治法	方药
肝郁气滞证	走窜不定，疼痛因情志而增减，嗳气频作	疏肝理气	柴胡疏肝散
肝胆湿热证	胀痛或灼热疼痛，身目发黄	清热利湿	龙胆泻肝汤
瘀血阻络证	痛有定处，痛处拒按，入夜痛甚	祛瘀通络	血府逐瘀汤或复元活血汤
肝络失养证	胁肋隐痛，悠悠不休，遇劳加重	养阴柔肝	一贯煎

考点　黄疸

证型		证候		治法	方药
阳黄	热重于湿证	黄色鲜明	发热口渴，苔黄腻	清热通腑，利湿退黄	茵陈蒿汤
	湿重于热证		头重身困，胸脘痞满	化湿利小便，佐以清热	茵陈五苓散＋甘露消毒丹
	胆腑郁热证		上腹右胁胀闷疼痛	疏肝泄热，利胆退黄	大柴胡汤
	疫毒炽盛证	黄疸加深，其色如金，皮肤瘙痒		清热解毒，凉血开窍	犀角地黄汤

	证型		证候	治法	方药
阴黄	寒湿阻遏证	黄色晦暗	脘痞纳少，神疲畏寒	温中化湿，健脾和胃	茵陈术附汤
	脾虚湿滞证		肢软乏力，心悸便溏	健脾和血，利湿退黄	黄芪建中汤
黄疸消退后	湿热留恋证	脘痞胀闷，胁肋隐痛	口苦尿赤，脉濡数	清热利湿	茵陈四苓散
	肝脾不调证		肢倦乏力，大便不调	调和肝脾，理气助运	柴胡疏肝散或归芍六君子汤
	气滞血瘀证		胁下结块，面颈赤丝	疏肝理气，活血化瘀	逍遥散＋鳖甲煎丸

第六单元　肾系病证

考点　水肿 ★

	证型	证候	治法	方药
阳水	风水相搏证	来势迅速，恶寒发热，肢节酸楚，小便不利	疏风清热，宣肺行水	越婢加术汤
	湿毒浸淫证	身发疮痍溃烂，延及全身	宣肺解毒，利湿消肿	麻黄连翘赤小豆汤＋五味消毒饮
	水湿浸渍证	全身水肿，下肢明显，按之没指	运脾化湿，通阳利水	五皮饮＋胃苓汤
	湿热壅盛证	皮肤绷紧光亮，胸脘痞闷，烦热口渴	分利湿热	疏凿饮子

中医内科学

续表

证型			证候	治法	方药
阴水	脾阳亏虚证	水肿日久	脘腹胀闷，纳减便溏	健脾温阳，行气利水	实脾饮
	肾阳衰微证		腰酸冷痛，四肢厥冷，怯寒神倦	温肾助阳，化气行水	济生肾气丸+真武汤
	瘀水互结证		肿势不一，皮肤瘀斑，腰部刺痛	活血祛瘀，化气行水	桃红四物汤+五苓散

考点　淋证

证型		证候	治法	方药
热淋	小便频数，淋沥涩痛，小腹拘急引痛	短赤灼热，口苦呕恶	清热利湿通淋	八正散
石淋		尿中夹砂石，排尿时突然中断，尿道窘迫疼痛	清热利湿，通淋排石	石韦散
血淋		尿色深红，或夹血块	清热通淋，凉血止血	小蓟饮子
气淋		郁怒之后，小便涩滞，淋沥不宣	理气疏导，通淋利尿	沉香散
膏淋		小便浑浊如米泔水	清热利湿，分清泻浊	程氏萆薢分清饮
劳淋		淋沥不已，时作时止，遇劳即发	补脾益肾	无比山药丸

考点 癃闭
癃闭的辨证论治

证型	证候		治法	方药
膀胱湿热证	小便不畅，点滴不爽	短赤灼热，小腹胀满，渴不欲饮	清利湿热，通利小便	八正散
肺热壅盛证		咽干咳嗽，烦渴引饮，呼吸急促	清泄肺热，通利水道	清肺饮
肝郁气滞证		情志抑郁，多烦善怒，胁腹胀满	疏利气机，通利小便	沉香散
浊瘀阻塞证		尿如细线，阻塞不通，小腹胀痛	行瘀散结，通利水道	代抵当丸
脾气不升证		小腹坠胀，神疲乏力，气短声低	升清降浊，化气行水	补中益气汤 + 春泽汤
肾阳衰惫证		排出无力，面色㿠白，畏寒肢冷	温补肾阳，化气利水	济生肾气丸

中医内科学

第七单元　气血津液病证

考点　郁证

证型	证候			治法	方药
肝气郁结证	胁肋胀满	精神抑郁	痛无定处，脘闷嗳气	疏肝解郁，理气畅中	柴胡疏肝散
痰气郁结证			咽中如有物梗塞，吞之不下，咳之不出，"梅核气"	行气开郁，化痰散结	半夏厚朴汤
气郁化火证		性情急躁易怒，口苦而干		疏肝解郁，清肝泻火	丹栀逍遥散
心神失养证	情绪不宁	多疑易惊，悲忧善哭，喜怒无常，"脏躁"		甘润缓急，养心安神	甘麦大枣汤
心脾两虚证		多思善疑，头晕神疲，心悸胆怯		健脾养心，补益气血	归脾汤
心肾阴虚证	虚烦多梦，健忘，耳鸣，腰膝酸软，五心烦热，盗汗咽干			滋养心肾	天王补心丹 + 六味地黄丸

考点 血证

鼻衄、齿衄的辨证论治

病证		证候	治法	方药
鼻衄	热邪犯肺证	鼻燥衄血，口干咽燥	清泄肺热，凉血止血	桑菊饮
	胃热炽盛证	血色鲜红，口干臭秽	清胃泻火，凉血止血	玉女煎
	肝火上炎证	头痛目眩，烦躁易怒	清肝泻火，凉血止血	龙胆泻肝汤
	气血亏虚证	神疲乏力，面色㿠白	补气摄血	归脾汤
齿衄	胃火炽盛证	血色鲜红，齿龈红肿疼痛，口臭	清胃泻火，凉血止血	加味清胃散＋泻心汤
	阴虚火旺证	血色淡红，齿摇不坚	滋阴降火，凉血止血	六味地黄丸＋茜根散

紫斑（肌衄）的辨证论治

病证		证候		治法	方药
紫斑	血热妄行证	皮肤青紫斑点	发热，口渴，便秘	清热解毒，凉血止血	犀角地黄汤＋十灰散
	阴虚火旺证		手足心热，潮热盗汗	滋阴降火，宁络止血	茜根散
	气不摄血证		久病不愈，神疲乏力	补气摄血	归脾汤

咳血、吐血、便血、尿血的辨证论治

证型		证候		治法	方药
咳血	燥热伤肺证	痰中带血	喉痒咳嗽，口干鼻燥	清热润肺，宁络止血	桑杏汤
	肝火犯肺证		咳嗽阵作，烦躁易怒	清肝泻肺，凉血止血	泻白散＋黛蛤散
	阴虚肺热证		咳嗽痰少，潮热盗汗	滋阴润肺，宁络止血	百合固金汤
吐血	胃热壅盛证	夹食物残渣，口臭便秘		清胃泻火，化瘀止血	泻心汤＋十灰散
	肝火犯胃证	口苦胁痛，心烦易怒		泻肝清胃，凉血止血	龙胆泻肝汤
	气虚血溢证	缠绵不止，时轻时重		健脾益气摄血	归脾汤
便血	肠道湿热证	血红黏稠，口苦		清化湿热，凉血止血	地榆散＋槐角丸
	热灼胃络证	便色如柏油，伴胃脘疼痛，口干尿赤		清胃止血	泻心汤＋十灰散
	气虚不摄证	食少体倦，面色萎黄		益气摄血	归脾汤
	脾胃虚寒证	血色紫暗，腹痛隐隐，喜热饮		健脾温中，养血止血	黄土汤

证型		证候	治法	方药
尿血	下焦湿热证	黄赤灼热，心烦口渴，面赤口疮	清热利湿，凉血止血	小蓟饮子
	肾虚火旺证	颧红潮热，腰膝酸软	滋阴降火，凉血止血	知柏地黄丸
	脾不统血证	久病尿血 体倦乏力，气短声低	补中健脾，益气摄血	归脾汤
	肾气不固证	头晕耳鸣，精神困惫	补益肾气，固摄止血	无比山药丸

考点　痰饮

分类	证型		证候	治法	方药
痰饮（饮停胃肠）	脾阳虚弱证	水声	胃中有振水声，泛吐清水痰涎	温脾化饮	苓桂术甘汤 + 小半夏加茯苓汤
	饮留胃肠证		水走肠间，沥沥有声	攻下逐饮	甘遂半夏汤或己椒苈黄丸
溢饮（饮溢四肢）	表寒里饮证		身体沉痛，肢体浮肿	发表化饮	小青龙汤

续表

分类	证型	证候		治法	方药
支饮 （饮停 胸肺）	寒饮伏肺证	咳喘	痰吐白沫量多，天冷受寒加重	宣肺化饮	小青龙汤
	脾肾阳虚证		心悸气短，咳而气怯，怯寒肢冷	温脾补肾， 以化水饮	金匮肾气丸 + 苓桂术甘汤
悬饮 （饮流 胁下）	邪犯胸肺证		寒热往来，胸胁疼痛，心下痞硬	和解宣利	柴枳半夏汤
	饮停胸胁证		咳唾引痛，肋间饱满，不能平卧	泻肺祛饮	椒目瓜蒌汤 + 十枣汤或 控涎丹
	络气不和证		如灼如刺，闷咳不舒，阴雨天更甚	理气和络	香附旋覆花汤
	阴虚内热证		咳呛时作，少量黏痰，午后潮热	滋阴清热	沙参麦冬汤 + 泻白散

考点 消渴 ★

证型		证候		治法	方药
上消	肺热津伤证	多饮	口渴多饮，口舌干燥，烦热多汗	清热润肺，生津止渴	消渴方
中消	胃热炽盛证	多食	多食易饥，大便干燥	清胃泻火，养阴增液	玉女煎
	气阴亏虚证		能食与便溏并见，精神不振，乏力	益气健脾，生津止渴	七味白术散

证型		证候		治法	方药
下消	肾阴亏虚证	多尿	口干唇燥，皮肤干燥，舌红脉细数	滋阴固肾	六味地黄丸
	阴阳两虚证		饮一溲一，耳轮干枯，畏寒肢冷	滋阴温阳，补肾固涩	金匮肾气丸

考点　内伤发热

证型	证候	治法	方药
阴虚发热证	午后潮热，夜间发热，不欲近衣，手足心热	滋阴清热	清骨散
血虚发热证	头晕眼花，心悸不宁，面白少华，唇甲色淡	益气养血	归脾汤
气虚发热证	劳累后低热，倦怠乏力，气短懒言，自汗	益气健脾，甘温除热	补中益气汤
阳虚发热证	形寒怯冷，头晕嗜卧，腰膝酸软，面色㿠白	温补阳气，引火归原	金匮肾气丸
气郁发热证	随情绪波动而起伏，精神抑郁，胁肋胀满，烦躁易怒，口干而苦	疏肝理气，解郁泄热	丹栀逍遥散

续表

证型	证候	治法	方药
痰湿郁热证	心内烦热，胸闷脘痞，不思饮食，渴不欲饮	燥湿化痰，清热和中	黄连温胆汤 + 中和汤
血瘀发热证	夜晚发热，自觉身体某些部位发热，痛处固定，舌青紫有瘀斑	活血化瘀	血府逐瘀汤

考点 虚劳

证型		证候	治法	方药
气虚	肺气虚证	咳嗽无力，平素易于感冒	补益肺气	补肺汤
	心气虚证	心悸，神疲体倦	益气养心	七福饮
	脾气虚证	饮食减少，食后胃脘不舒，倦怠乏力	健脾益气	加味四君子汤
	肾气虚证	神疲乏力，腰膝酸软	益气补肾	大补元煎
血虚	心血虚证	心悸怔忡，面色不华	养血宁心	养心汤
	肝血虚证	胁痛，肢体麻木，筋脉拘急	补血养肝	四物汤

证型		证候	治法	方药
阴虚	肺阴虚证	干咳，咯血，潮热，盗汗	养阴润肺	沙参麦冬汤
	心阴虚证	心悸，潮热，盗汗	滋阴养心	天王补心丹
	脾胃阴虚证	口干唇燥，不思饮食，面色潮红	养阴和胃	益胃汤
	肝阴虚证	头痛，眩晕，急躁易怒	滋养肝阴	补肝汤
	肾阴虚证	腰酸，遗精	滋补肾阴	左归丸
阳虚	心阳虚证	心悸，形寒肢冷	益气温阳	保元汤
	脾阳虚证	食少，形寒，受寒或饮食不慎加剧	温中健脾	附子理中汤
	肾阳虚证	腰背酸痛，畏寒肢冷	温补肾阳	右归丸

中医内科学

第八单元　肢体经络病证

考点　痹证 ★

证型		证候	治法	方药
风寒湿痹	行痹	疼痛呈游走性，初起可见有恶风	祛风通络，散寒除湿	防风汤
	痛痹	部位固定，遇寒痛甚，得热痛缓	温经散寒，祛风除湿	乌头汤
	着痹	酸楚重着，麻木不仁，胸脘痞闷	除湿通络，祛风散寒	薏苡仁汤
风湿热痹		局部灼热红肿，得冷则舒	清热通络，祛风除湿	白虎加桂枝汤＋宣痹汤
痰瘀痹阻证		刺痛，固定不移	化痰行瘀，蠲痹通络	双合汤
寒热错杂证		遇寒加重，关节冷痛喜温，手心灼热，恶风怕冷	温经散寒，清热除湿	桂枝芍药知母汤
气血虚痹证		神疲乏力，面色少华，肌肤麻木，短气自汗，头晕目花	益气养血，和营通络	黄芪桂枝五物汤
肝肾虚痹证		腰膝酸软，畏寒肢冷，骨蒸劳热	补益肝肾，舒筋活络	独活寄生汤

考点　腰痛

证型		病机	证候	治法	方药
寒湿腰痛		筋脉痹阻，腰府失养	冷痛重着，寒冷和阴雨天加重	散寒行湿，温经通络	甘姜苓术汤
湿热腰痛			重着而热，身体困重，小便短赤	清热利湿，舒筋止痛	四妙丸
瘀血腰痛			痛如针刺，固定拒按，日轻夜重	活血化瘀，通络止痛	身痛逐瘀汤
肾虚腰痛	肾阴虚		隐隐作痛，面色潮红，盗汗遗精	滋补肾阴，濡养筋脉	左归丸
	肾阳虚		局部发凉，喜温喜按，肢冷畏寒	补肾壮阳，温煦筋脉	右归丸

第 六 篇

中医外科学

第六篇

中医心理学

第一单元 中医外科疾病辨证

考点 阴阳辨证

	阴	阳
肿胀范围	肿胀范围不局限，根脚散漫	肿胀局限，根脚收束
肿块硬度	坚硬如石，或柔软如棉	软硬适度，溃后渐消

考点 局部辨证

辨证		临床表现
辨肿	痰肿	肿势软如棉，或硬如馒
	脓肿	肿势高突，皮肤光亮，焮红灼热，剧烈跳痛，按之应指
辨痛	痰痛	疼痛轻微，或隐隐作痛，皮色不变，压之酸痛
辨痒	湿盛	黄水淋漓，越腐越痒
	虫淫	其痒尤甚，最易传染

第二单元 中医外科疾病治法

考点 内治法

总则	治疗法则	代表方剂
消、托、补	清热法	黄连解毒汤、五味消毒饮
	和营法	活血化坚汤
	内托法	透脓散、托里消毒散

考点 外治法

膏药、油膏的临床应用

分类		临床应用
膏药	太乙膏、千捶膏	阳证疮疡，为肿疡、溃疡通用方
	阳和解凝膏	阴证疮疡未溃
油膏	金黄膏、玉露膏	疮疡阳证
	冲和膏	半阴半阳证

切开法、砭镰法、挂线法、引流法、溻渍法的适应证/操作

分类	适应证/操作
切开法	选择脓腔最低点或最薄弱处进刀。乳房部应以乳头为中心，放射状切开；关节区附近的脓肿，切口尽量避免越过关节；关节区脓肿，一般施行横切口、弧形切口或"S"形切口
砭镰法	急性阳证疮疡（丹毒、红丝疔）
挂线法	疮疡溃后、脓水不净、治疗无效而形成瘘管、窦道者；疮口过深不宜切开手术者
引流法	药线引流适用于溃疡疮口过小，脓水不易排出者；或已成瘘管窦道者
溻渍法	疮疡溃后脓水淋漓或腐肉不脱，皮肤瘙痒、脱屑；内、外痔肿胀疼痛者

第三单元　疮疡

考点　疖、痈

疖、痈的病因、概念、特点、临床表现 ★

	疖	痈
病因	内郁湿火，外感风邪	内生湿浊，外感邪毒

右上角：续表

		疖	痈
概念		部位表浅、范围小，3cm左右	体表皮肉之间，6~9cm
特点	同	红肿热痛，易脓、易溃、易敛，伴恶寒发热	
	异	肿势局限，突起根浅	光软无头，发病迅速
临床表现		有头疖：有脓头	颈痈：颈旁结块，局部肿胀、灼热，疼痛而皮色不变，边界清楚
		无头疖：无脓头	
		蝼蛄疖：儿童头部	
		疖病：项后发际、背部、臀部	

疖、痈的内治法

	证型	治法	方药
疖	热毒蕴结证	清热解毒	五味消毒饮或黄连解毒汤
	暑热浸淫证	清暑化湿解毒	清暑汤
	体虚毒恋，阴虚内热证	养阴清热解毒	仙方活命饮+增液汤
	体虚毒恋，脾胃虚弱证	健脾和胃，清化湿热	五神汤+参苓白术散

	证型	治法	方药
痈	火毒凝结证	清热解毒，行瘀活血	仙方活命饮
	热胜肉腐证	和营清热，透脓托毒	仙方活命饮＋五味消毒饮
	气血两虚证	益气养血，托毒生肌	托里消毒散
颈痈	风热痰毒证	散风清热，化痰消肿	牛蒡解肌汤或银翘散

考点 疔

疔的概念、特点、分类、临床表现、外治法

概念	发病迅速、易于变化、危险性大的急性化脓性疾病						
特点	疮形如粟，坚硬根深，状如钉丁						
分类	颜面疔	手足部疔疮					红丝疔
		蛇眼疔	蛇头疔	蛇肚疔	托盘疔	足底疔	
部位	颜面部	指甲一侧	指端	指腹	手掌	足底部	四肢
痛麻感	红肿热痛		感觉麻痒	红肿剧痛		疼痛坚硬	红肿热痛

续表

形状	粟米样	形似蛇眼	蛇头状	圆柱如红萝卜	肿胀高突		
临床表现	恶寒发热，壮热神昏		刺痛肿胀	色红光亮，曲而难伸	手背肿势更明显，疼痛剧烈	修去老皮后可见白色脓点	红丝数条向躯干走窜
外治法				尽早切开流脓			砭镰法

颜面疔、红丝疔的内治法★

	证型	治法	方药
颜面疔	热毒蕴结证	清热解毒	五味消毒饮、黄连解毒汤加减
	火毒炽盛证	凉血清热解毒	犀角地黄汤、黄连解毒汤、五味消毒饮加减
红丝疔	火毒入络证	清热解毒	五味消毒饮加减
	火毒入营证	凉血清营，解毒散结	犀角地黄汤、黄连解毒汤、五味消毒饮加减

考点 丹毒 ★

特点	分类	证型	治法	方药
起病突然，恶寒发热，局部皮肤色如丹涂，焮然肿胀，边界清楚，迅速扩大	躯干部：内发丹毒。头面部：抱头火丹。小腿足部：流火。新生儿臀部：赤游丹游	风热毒蕴证	疏风清热解毒	普济消毒饮
		湿热毒蕴证	清热利湿解毒	五神汤＋萆薢渗湿汤
		胎火蕴毒证	凉血清热解毒	犀角地黄汤＋黄连解毒汤
		肝脾湿火证	清肝泻火利湿	柴胡清肝汤、龙胆泻肝汤或化斑解毒汤

丹毒的外治法

方法	要点
外敷法	玉露散或金黄散
砭镰法	用七星针或三棱针叩刺患部皮肤。适用于下肢复发性丹毒，禁用于赤游丹毒、抱头火丹患者
其他	流火结毒成脓者——切口引流＋九一丹，外敷红油膏

第四单元　乳房疾病

考点　乳痈、乳癖、乳核

乳痈、乳癖、乳核的病因、好发人群、特点、外治法★

	乳痈	乳癖	乳核
西医病名	急性乳腺炎	乳腺增生病	乳腺纤维腺瘤
病因	乳汁淤积、肝郁胃热	肝郁气滞、冲任失调	
好发人群	哺乳期妇女	25~45岁城市妇女	20~25岁青年妇女
特点	乳头破裂，雀啄样疼痛，焮红灼热，有波动感	经前肿块胀痛	形如丸卵，光滑活动，经前无痛
外治法	选择脓肿稍低部位，切口按乳络方向并与脓腔基底的大小一致		

乳痈、乳癖、乳核的内治法

	证型	治法	方药
乳痈	气滞热壅证	疏肝清胃，通乳消肿	瓜蒌牛蒡汤
	热毒炽盛证	清热解毒，托里透脓	透脓散
	正虚邪恋证	益气和营托毒	托里消毒散
乳癖	肝郁痰凝证	疏肝解郁，化痰散结	逍遥蒌贝散
	冲任失调证	调摄冲任	二仙汤＋四物汤
乳核	肝气郁结证	疏肝解郁，化痰散结	逍遥散
	血瘀痰凝证	疏肝活血，化痰散结	逍遥散＋桃红四物汤

中医外科学

第五单元　瘿

考点　气瘿、肉瘿★

气瘿、肉瘿的病因、特点、外治法

	气瘿	肉瘿
西医病名	单纯性甲状腺肿	甲状腺腺瘤
病因	碘缺乏、情志不畅	气郁、痰浊、瘀毒
特点	甲状腺弥漫性肿大，质软不痛，随吞咽而上下移动；进行性肿大，压迫神经血管	结块柔韧，如肉之团，随吞咽而上下移动
外治法		阳和解凝膏掺黑退消或桂麝散外敷

气瘿、肉瘿的内治法

	证型	治法	方药
气瘿	肝郁气滞证	疏肝解郁，化痰软坚	四海舒郁丸
肉瘿	气滞痰凝证	理气解郁，化痰软坚	海藻玉壶汤＋逍遥散
	气阴两虚证	益气养阴，软坚散结	生脉散＋海藻玉壶汤

考点 慢性淋巴细胞性甲状腺炎

病因	七情失调、劳倦内伤和体质遗传等	
发病机制	自身免疫功能失调（主要）	
特点	起病隐匿，发展缓慢，病程较长；主要表现为甲状腺肿大，多数为弥漫性，质地韧；大多发展成甲减，也可伴甲亢	
外治法	可外贴冲和膏或阳和解凝膏	
证型	治法	方药
肝气郁滞证	疏肝理气，软坚散结	柴胡疏肝散
血瘀痰结证	活血祛瘀，化痰散结	桃红四物汤
气阴两虚证	益气养阴，化痰散结	生脉散 + 消瘰丸
脾肾阳虚证	温补脾肾，散寒化瘀	金匮肾气丸 + 阳和汤

中医外科学

第六单元　瘤、岩

考点　脂瘤、血瘤、肉瘤的诊断

病名		诊断
脂瘤		肿块呈圆形/椭圆形，边界清楚，与皮肤无粘连，中央导管开口处呈青黑色小孔，挤压有臭味粉渣样物
血瘤	毛细血管瘤	皮肤上有红色丘疹或小的红斑，界限清楚，大小不等，质软可压缩，呈鲜红色或紫红色，压之可褪色，抬手复原
	海绵状血管瘤	软似海绵，常呈局限性半球形、扁平或高出皮面的隆起物，肿物有很大压缩性
肉瘤		软似棉，肿似馒，皮色不变，不紧不宽，如肉之隆起。相当于西医的脂肪瘤

考点　筋瘤

西医病名	下肢静脉曲张	
病因	久立或负重远行	
特点	筋脉色紫、盘曲突起如蚯蚓状、形成团块	
证型	治法	方药
劳倦伤气证	补中益气，活血舒筋	补中益气汤
寒湿凝筋证	暖肝散寒，益气通脉	暖肝煎＋当归四逆汤
外伤瘀滞证	活血化瘀，和营消肿	活血散瘀汤

第七单元　皮肤及性传播疾病

考点　蛇串疮

临床表现	证型	治法	方药
皮肤出现成簇水疱，呈带状分布，痛如火燎	肝经郁热证	清泻肝火，解毒止痛	龙胆泻肝汤＋紫草、板蓝根、延胡索
	脾虚湿蕴证	健脾利湿，解毒止痛	除湿胃苓汤
	气滞血瘀证	理气活血，通络止痛	桃红四物汤＋柴胡疏肝散

考点 白屑风、油风

白屑风、油风的特点

病名	白屑风（脂溢性皮炎）	油风（斑秃）
特点	皮肤油腻，红斑白屑	头发突发斑片状脱发，脱发区皮肤变薄
多见	青壮年	青年

白屑风、油风的内治法

	证型	治法	方药
白屑风	肠胃湿热证	健脾除湿，清热止痒	参苓白术散 + 茵陈蒿汤
	风热血燥证	祛风清热，养血润燥	消风散 + 当归饮子
油风	血热风燥证	凉血息风，养阴护发	四物汤 + 六味地黄汤
	气滞血瘀证	通窍活血，祛瘀生发	通窍活血汤
	气血两虚证	益气补血	八珍汤
	肝肾不足证	滋补肝肾	七宝美髯丹

考点　癣

	头癣		手足癣		体癣	花斑癣
分类	白秃疮	肥疮	鹅掌风	脚湿气	圆癣	紫白癜风
年龄	男性儿童	农村儿童	成年人		青壮年	多汗体质，青壮年
部位	头皮		掌心、指缝	趾缝	面颈躯干四肢	颈、躯干
特征	灰白色鳞斑	黏性黄癣痂	水疱，皮肤角化，脱屑瘙痒		钱币形鳞屑红斑	无炎症性褐斑
	毛发干枯，易于拔落，瘙痒	中心微凹，质脆易碎，鼠尿臭			中心消退、外围扩张	轻度瘙痒，夏发冬愈

考点　牛皮癣

特点	证型	治法	方药
多角形扁平丘疹，融合成片，搔抓后皮损肥厚，苔藓样变	肝郁化火证	疏肝理气，清肝泻火	龙胆泻肝汤
	风湿蕴肤证	祛风利湿，清热止痒	消风散
	血虚风燥证	养血润燥，息风止痒	当归饮子

中医外科学

考点 粉刺

病因	早期以肺热及肠胃湿热为主，晚期有痰瘀	
特点	丘疹、脓疱等皮疹多发于颜面、前胸、后背等处，常伴有皮脂溢出	
外治法	皮疹较多：用颠倒散茶水调涂患处	
	脓肿、囊肿、结节较甚：外敷金黄膏	
证型	治法	方药
肺经风热证	疏风清肺	枇杷清肺饮
肠胃湿热证	清热除湿解毒	茵陈蒿汤
痰湿瘀滞证	除湿化痰，活血散结	二陈汤＋桃红四物汤

考点 湿疮

湿疮的病因、特点

病因	禀赋不耐，风湿热邪浸淫
特点	皮损对称分布，多形性损害，易渗出，剧烈瘙痒

湿疮的内治法

证型	治法	方药
湿热蕴肤证	清热利湿止痒	龙胆泻肝汤 + 萆薢渗湿汤
脾虚湿蕴证	健脾利湿止痒	除湿胃苓汤或参苓白术散 + 紫荆皮、地肤子、白鲜皮
血虚风燥证	养血润肤，祛风止痒	当归饮子或四物消风饮 + 丹参、鸡血藤、乌梢蛇

考点 药毒

	有潜伏期，用药 5～20 天重复发病，重复用药 24 小时内发病
诊断	发病突然，自觉灼热瘙痒
	皮损分布除固定型药疹外，多呈全身性、对称性

考点 瘾疹

临床表现	证型	治法	方药
即荨麻疹，可出现大小不等的风团，色鲜红，数小时内风团减轻，变为红斑而消失；新的风团不断出现，2～3 周后消失	风热犯表证	疏风清热止痒	消风散
	风寒束表证	疏风散寒止痒	麻黄桂枝各半汤
	血虚风燥证	养血祛风，润燥止痒	当归饮子
	胃肠湿热证	疏风解表，通腑泄热	防风通圣散

考点　白疕

特点	证型	治法	方药
针头大小丘疹，扩大为绿豆大小的红色丘疹，融合成片，边界清楚，覆盖白色糠状鳞屑，可有薄膜现象、点状出血现象	血热内蕴证	清热凉血，解毒消斑	犀角地黄汤
	血虚风燥证	养血滋阴，润肤息风	当归饮子
	气血瘀滞证	活血化瘀，解毒通络	桃红四物汤
	湿毒蕴结证	清热利湿，解毒通络	萆薢渗湿汤
	火毒炽盛证	清热泻火，凉血解毒	清瘟败毒饮

考点　淋病

临床表现	男性	急性：尿道口红肿发痒及轻度刺痛，稀薄黏液流出，排尿不适，24小时后症状加剧
		慢性：尿痛轻微，排尿时仅感尿道灼热、轻度刺痛，可见终末血尿
	女性	淋菌性宫颈炎：大量脓性白带，宫颈充血触痛
		淋菌性尿道炎：尿道口充血压痛，脓性分泌物，尿频、尿急、尿痛
		淋菌性前庭大腺炎：前庭大腺红肿热痛

证型	治法	方药
湿热毒蕴证	清热利湿，解毒化浊	龙胆泻肝汤
阴虚毒恋证	滋阴降火，利湿祛浊	知柏地黄丸

第八单元　肛肠疾病

考点　痔

痔的诊断、外治法

分类		内痔	血栓性外痔
诊断	表现	便血、脱出、肛周潮湿、瘙痒、疼痛、便秘	肛门剧痛、触痛性肿物、暗紫色圆形硬结节，界限清楚，触按痛剧
	分期	I 期：痔核较小，不脱出，以便血为主	
		II 期：痔核较大，便时可脱出肛外，便后能自行还纳	
		III 期：便血少，核大灰白，行走咳嗽脱出肛门，不能自行还纳	
		IV 期：痔核脱出，不能及时还纳，嵌顿于外	
外治法		注射疗法、结扎疗法	苦参汤熏洗，外敷消痔膏

内痔、血栓性外痔的内治法 ★

	证型	治法	方药
内痔	风伤肠络证	清热凉血祛风	凉血地黄汤
	湿热下注证	清热利湿止血	脏连丸
	气滞血瘀证	清热利湿，祛风活血	止痛如神汤
	脾虚气陷证	补中益气	补中益气汤
血栓性外痔	血热瘀结证	清热凉血，散瘀消肿	凉血地黄汤 + 活血散瘀汤

考点　息肉痔

概念	直肠内的赘生物，常见的良性肿瘤
临床表现	肿物蒂小质嫩，色鲜红，便后出血

息肉痔的内治法

证型	治法	方药
风伤肠络证	清热凉血，祛风止血	槐角丸
气滞血瘀证	活血化瘀，软坚散结	少腹逐瘀汤
脾气亏虚证	补益脾胃	参苓白术散

考点 肛裂

诊断	①周期性疼痛。②出血。③便秘。④瘙痒。⑤肛管纵向裂口或纵向梭形溃疡	
分类	早期肛裂（急性肛裂）	肛管皮肤见小溃疡，创面浅而色鲜红，边缘整齐而有弹性
	陈旧性肛裂（慢性肛裂）	裂口、栉膜带、赘皮性外痔、单口内瘘、肛窦炎、肛乳头炎和肛乳头肥大
证型	治法	方药
血热肠燥证	清热润肠通便	凉血地黄汤＋脾约麻仁丸
阴虚津亏证	养阴清热润肠	润肠汤
气滞血瘀证	理气活血，润肠通便	六磨汤＋红花、桃仁、赤芍

考点 脱肛

西医病名	直肠脱垂
特点	直肠黏膜及直肠反复脱出肛门外，伴肛门松弛

续表

分度	Ⅰ度	直肠黏膜脱出，长3~5cm，柔软无弹性，不易出血，便后自行回纳
	Ⅱ度	直肠全层脱出，长5~10cm，圆锥形，厚而有弹性，肛门松弛，有时需用手托回
	Ⅲ度	直肠及部分乙状结肠脱出，长≥10cm，圆柱形，厚，肛门松弛无力

证型	治法	方药
脾虚气陷证	补气升提，收敛固涩	补中益气汤
湿热下注证	清热利湿	萆薢渗湿汤

考点　肛漏

概念	直肠肛管与周围皮肤相通形成的瘘管
特点	①局部反复流脓。②疼痛。③瘙痒
分类	单纯性肛漏、复杂性肛漏
手术	挂线疗法
	切开疗法

第九单元 泌尿男性疾病

考点 子痈、子痰

子痈、子痰的概念、病因、好发年龄、特点

中医病名	子痈	子痰
西医病名	急慢性附睾炎或睾丸炎	附睾结核
概念	睾丸及附睾的化脓性疾病	附睾疮痨性化脓性疾病
病因	湿热下注，气滞痰凝	肝肾亏虚，阴虚内热
好发年龄		20～40岁中青年
特点	睾丸或附睾肿胀疼痛	附睾慢性硬结，增大脓肿

子痈、子痰的内治法

	证型	治法	方药
子痈	湿热下注证	清热利湿，解毒消肿	枸橘汤或龙胆泻肝汤
	气滞痰凝证	疏肝理气，化痰散结	橘核丸

中医外科学

续表

	证型	治法	方药
子痰	浊痰凝结证	温经通络，化痰散结	阳和汤，兼服小金丹
	阴虚内热证	养阴清热，除湿化痰，佐以透脓解毒	滋阴除湿汤＋透脓散
	气血两亏证	益气养血，化痰消肿	十全大补汤，兼服小金丹

考点　尿石症、精浊

尿石症、精浊的病因、诊断

	尿石症	精浊
病因	肾虚为本，湿热为标	相火妄动，忍精不泄
诊断	①上尿路结石：突发腰或腰腹部绞痛和血尿。②膀胱结石：排尿中断和疼痛，放射至阴茎头和远端尿道。③尿道结石：排尿困难，点滴状	①尿频、尿急、尿痛，尿末常有白色分泌物。②直肠指检前列腺大小正常，触诊可有轻度压痛

尿石症、精浊的内治法

	证型	治法	方药
尿石症	湿热蕴结证	清热利湿，通淋排石	三金排石汤
	气血瘀滞证	理气活血，通淋排石	金铃子散 + 石韦散
	肾气不足证	补肾益气，通淋排石	济生肾气丸
精浊	湿热蕴结证	清热利湿	八正散或龙胆泻肝汤
	气滞血瘀证	活血祛瘀，行气止痛	前列腺汤
	阴虚火旺证	滋阴降火	知柏地黄丸
	肾阳虚损证	补肾助阳	济生肾气丸

考点　精癃

诊断	进行性尿频，夜间明显，伴排尿困难，尿线变细	
证型	治法	方药
湿热下注证	清热利湿，消癃通闭	八正散
脾肾气虚证	补脾益气，温肾利尿	补中益气汤 + 菟丝子、肉苁蓉、补骨脂、车前子

续表

气滞血瘀证	行气活血，通窍利尿	沉香散
肾阴亏虚证	滋补肾阴，通窍利尿	知柏地黄丸＋丹参、琥珀、王不留行、地龙
肾阳不足证	温补肾阳，通窍利尿	济生肾气丸

第十单元 周围血管疾病

考点 青蛇毒

临床表现	初期（急性期）	条索状柱，患处疼痛，皮肤发红，触之较硬，扪之发热，按压疼痛明显，肢体沉重
	后期（慢性期）	患处遗一索状物，色黄褐，按之如弓弦，可有按压疼痛，或结节破溃形成臁疮

证型	治法	方药
湿热瘀阻证	清热利湿，解毒通络	二妙散＋茵陈赤豆汤
血瘀湿阻证	活血化瘀，行气散结	活血通脉汤
肝郁蕴结证	疏肝解郁，活血解毒	柴胡清肝汤或复元活血汤

考点 臁疮

臁疮的病因、特点、外治法

中医病名	臁疮	
西医病名	下肢慢性溃疡	
病因	久立或负重远行	
特点	青筋显露，瘀久化热，破溃渗液	
外治法	初期	局部红肿，溃破渗液较多者，宜用洗药；渗液较少者，宜用金黄膏薄敷
	后期	①久不收口，皮肤乌黑，疮口凹陷，疮面腐肉不脱：八二丹麻油调后摊贴。②腐肉已脱，露新肉者，用生肌散外盖生肌玉红膏。③周围有湿疹者，青黛散调麻油盖贴

臁疮的内治法

	证型	治法	方药
臁疮	气虚血瘀证	益气活血，祛瘀生新	补阳还五汤 + 四物汤
	湿热下注证	清热利湿，和营解毒	二妙丸 + 五神汤

考点 股肿 ★

西医病名	下肢深静脉血栓形成或血栓性深静脉炎	
概念	指血液在深静脉血管内发生异常凝固，而引起静脉阻塞、血液回流障碍的疾病	
症状	肢体肿胀、疼痛、局部皮温升高和浅静脉怒张，好发于下肢髂股静脉和股腘静脉	
临床表现	小腿深静脉血栓形成	肢体疼痛
	髂股静脉血栓形成	突然性、广泛性、单侧下肢粗肿
	混合性深静脉血栓形成	兼具以上两者特点
	深静脉血栓形成后遗症	肢体肿胀、浅静脉曲张、色素沉着、溃疡形成
证型	治法	方药
湿热下注证	清热利湿，活血化瘀	四妙勇安汤加味
血脉瘀阻证	活血化瘀，通络止痛	活血通脉汤
气虚湿阻证	益气健脾，祛湿通络	参苓白术散加味

第十一单元 其他外科疾病

考点 烧伤

烧伤的面积计算★

九分法（11 个 9% 的等份）	部位	比例
	头、面、颈部	9%
	双上肢	2×9%
	躯干前后包括外阴部	3×9%
	双下肢+臀部	5×9%+1%=46%

烧伤深度的分类★

分度		深度	创面表现		创面无感染时的愈合过程
Ⅰ度（红斑）		达表皮角质层	感觉过敏	红肿热痛，干燥	2~3 天脱屑痊愈，无瘢痕
Ⅱ度（水疱）	浅Ⅱ度	达真皮浅层		基底红色，潮湿	1~2 周愈合，无瘢痕，有色素沉着
	深Ⅱ度	达真皮深层	痛觉消失	基底苍白，潮湿	3~4 周愈合，可有瘢痕
Ⅲ度（焦痂）		达皮肤全层		硬如皮革，干燥	2~4 周焦痂脱落，瘢痕挛缩

考点 冻疮

<table>
<tr><td rowspan="6">临床表现</td><td rowspan="2">局部性冻疮</td><td>轻者</td><td>先有寒冷感和针刺样疼痛，皮肤苍白、发凉，继则出现红肿、硬结或斑块，自觉灼痛、麻木、瘙痒</td></tr>
<tr><td>重者</td><td>皮肤灰白、暗红或紫色，有大小不等的水疱或肿块，疼痛剧烈，或局部感觉消失</td></tr>
<tr><td rowspan="4">冻疮程度</td><td>Ⅰ度</td><td>又称红斑性冻疮。损伤在表皮层。局部皮肤红斑、水肿，自觉发热、瘙痒灼痛，5~7天开始干燥脱屑，愈后不留瘢痕</td></tr>
<tr><td>Ⅱ度</td><td>又称水疱性冻疮。损伤达真皮层。皮肤红肿，有水疱，疱内液体色黄或呈血性。疼痛剧烈，对冷、热、针刺不敏感。一般愈后无瘢痕</td></tr>
<tr><td>Ⅲ度</td><td>又称腐蚀性冻疮。损伤达全皮层或深及皮下组织。创面由苍白变为黑褐色，皮温极低，痛觉迟钝或消失。呈干性坏疽，坏死皮肤周围出现血性水疱。愈合后遗留瘢痕</td></tr>
<tr><td>Ⅳ度</td><td>又称坏死性冻疮。损伤深达肌肉、骨骼。局部组织坏死。干性坏疽肢端坏死脱落后可致残；湿性坏疽可出现发热、寒战等全身症状，甚至发生内陷</td></tr>
<tr><td colspan="2">急救</td><td>迅速脱离寒冷环境，脱去冰冷潮湿的衣服、鞋袜</td></tr>
<tr><td colspan="2">复温</td><td>①用38~42℃恒热温水浸泡伤肢或全身，局部20分钟，全身30分钟内。②给予温热饮料。③早期复温严禁用雪搓、用火烤或冷水浴等</td></tr>
</table>

考点　毒蛇咬伤

毒蛇种类	神经毒：银环蛇、金环蛇、海蛇
	血循毒：蝰蛇、尖吻蝮蛇、竹叶青蛇、烙铁头蛇
	混合毒：蝮蛇、眼镜蛇、眼镜王蛇
病因病机	蛇毒系风、火二毒，风火邪毒壅滞不通，化热腐肌溶肉
治疗措施	早期结扎、扩创排毒、烧灼针刺，抗蛇毒血清效果最好

考点　破伤风

病因		因皮肉破伤，感受风毒之邪所引起
临床表现	潜伏期	一般为 4～14 天
	前驱期	头痛、头晕、乏力、多汗、烦躁不安、咀嚼无力，创口疼痛
	发作期	全身或局部肌肉强直性痉挛和阵发性抽搐
	后期	水、电解质紊乱或酸中毒，全身衰竭
治疗原则		息风、镇痉、解毒

考点 肠痈

临床表现	初期	起于脐周或上腹部，转移性右下腹痛，持续性、进行性加重
	酿脓期	腹痛加剧，右下腹压痛、反跳痛，局限性腹皮挛急；可触及包块；壮热不退
	溃脓期	全腹痛，腹皮挛急，全腹压痛、反跳痛；恶心呕吐，大便秘结或似痢不爽

证型	治法	方药
瘀滞证	行气活血，通腑泄热	大黄牡丹汤 + 红藤煎剂
湿热证	通腑泄热，利湿解毒透脓	复方大柴胡汤
热毒证	通腑排脓，养阴清热	大黄牡丹汤 + 透脓散

第 七 篇

中医妇科学

第一单元　绪论

中国妇科学发展简史

著作名称	意义
《经效产宝》	我国现存的第一部产科专著
《金匮要略》	最早设妇科专篇
《妇人大全良方》	分调经、众疾、求嗣、胎教、妊娠、坐月、产难、产后8门
《傅青主女科》	辨证以肝、脾、肾三脏立论

第二单元　女性生殖器官

考点　外生殖器、内生殖器

生殖器官	功能
阴户	①生育胎儿，排出月经、带下、恶露的出口。②合阴阳的入口，又是防止外邪侵入的门户

续表

生殖器官	功能
胞宫	为奇恒之腑，有排出月经和孕育胎儿的功能
子门（子户）	子宫颈口的部位，是主持排出月经和娩出胎儿的关口

第三单元　女性生殖生理

考点　月经生理、带下生理、妊娠生理、产褥生理

月经生理	月经产生的机制为肾－天癸－冲任－胞宫轴
	①肾藏精，主生殖。②"天癸至"则"月事以时下"，"天癸竭，则地道不通"。③"任脉通，太冲脉盛"
带下生理	健康女子，润泽于阴户、阴道内的无色无臭、黏而不稠的液体，称为生理性带下
妊娠生理	预产期的计算方法：从末次月经第一天算起，月份数＋9（或减3），日数＋7，如按农历算，月数算法同上，日数＋14
产褥生理	恶露是产后自子宫排出的余血浊液，血性恶露3～4天干净，浆液性恶露7～10天干净，白恶露2～3周干净

第四单元 月经病

考点 月经先期

证型		证候	治法	方药
气虚证	脾气虚证	神疲肢倦，气短懒言，小腹空坠	补脾益气，摄血调经	补中益气汤
	肾气虚证	腰酸腿软，头晕耳鸣，小便频数	补肾益气，固冲调经	固阴煎
血热证	阴虚血热证	颧赤唇红，手足心热，咽干口燥	养阴清热调经	两地汤
	阳盛血热证	心胸烦闷，渴喜冷饮，便结面赤	清热凉血调经	清经散
	肝郁血热证	经前乳胀，烦躁易怒，口苦咽干	疏肝清热，凉血调经	丹栀逍遥散

考点 月经后期

证型	证候	治法	方药
肾虚证	腰酸腿软，头晕耳鸣，带下清稀	益精养血，补肾调经	当归地黄饮
血虚证	小腹空痛，头晕眼花，心悸失眠	补血填精，益气调经	大补元煎

续表

证型		证候	治法	方药
血寒证	虚寒证	小腹隐痛，喜热喜按，腰酸无力	温阳散寒，养血调经	温经汤《金匮要略》
	实寒证	小腹冷痛拒按，得热痛减，畏寒肢冷	温经散寒，活血调经	温经汤（《妇人大全良方》）
气滞证		小腹胀痛，精神抑郁，胸闷不舒	理气行滞，和血调经	乌药汤
痰湿证		头晕体胖，心悸气短，脘闷恶心	燥湿化痰，理气调经	苍附导痰丸

考点 月经先后无定期

病机	证型	证候	治法	方药
冲任气血不调，血海蓄溢失常	肾虚证	头晕耳鸣，腰膝酸软，小便频数	补肾益气，养血调经	固阴煎
	肝郁证	乳房胀痛，精神郁闷，时欲太息，嗳气食少	疏肝解郁，和血调经	逍遥散

考点　月经过多

证型	证候	治法	方药
气虚证	色淡红质稀，气短懒言，小腹空坠	补气摄血固冲	举元煎
血热证	色鲜红质黏稠，口渴饮冷，心烦多梦	清热凉血，固冲止血	保阴煎+炒地榆、茜草
血瘀证	色紫暗，质稠有血块，经行腹痛，舌紫暗	活血化瘀止血	失笑散+益母草、三七、茜草

考点　月经过少

证型	证候	治法	方药
肾虚证	色淡暗质稀，腰酸腿软，头晕耳鸣	补肾益精，养血调经	归肾丸
血虚证	色淡红质稀，头晕眼花，心悸失眠	养血益气调经	滋血汤
血瘀证	色紫黑有块，小腹刺痛拒按，舌紫暗	活血化瘀调经	桃红四物汤
痰湿证	色淡红，夹杂黏液，形体肥胖，带下多	化痰燥湿调经	苍附导痰汤

考点 经期延长

病机	证型	证候	治法	方药
冲任不固 经血失约	气虚证	肢倦神疲，气短懒言，面色㿠白	补气摄血，固冲调经	举元煎＋阿胶、炒艾叶、海螵蛸
	虚热证	咽干口燥，潮热颧红，手足心热，大便燥结	养阴清热止血	两地汤＋二至丸
	血瘀证	经行小腹疼痛拒按，舌紫暗	活血祛瘀止血	桃红四物汤＋失笑散加味
	湿热蕴结证	经色暗，质黏，或下腹热痛	清热祛湿，止血调经	固经丸

考点 经间期出血

证型	证候	治法	方药
肾阴虚证	头晕腰酸，夜寐不宁，五心烦热，尿黄	滋肾养阴，固冲止血	两地汤＋二至丸或加减一阴煎
脾气虚证	神疲体倦，气短懒言，食少腹胀	健脾益气，固冲摄血	归脾汤

证型	证候	治法	方药
湿热证	小腹时痛，骨节酸楚，胸闷烦躁，口苦咽干，纳呆腹胀，小便短赤	清利湿热，固经止血	清肝止淋汤去阿胶、红枣 + 小蓟、茯苓
血瘀证	少腹刺痛，情志抑郁，胸闷烦躁	化瘀止血	逐瘀止血汤

考点 崩漏 ★

证型		证候	治法（塞流、澄源、复旧）	方药
肾虚证	肾阴虚证	头晕耳鸣，腰酸膝软，手足心热	滋肾益阴，止血调经	左归丸去牛膝 + 二至丸
	肾阳虚证	腰痛如折，畏寒肢冷，小便清长	温肾固冲，止血调经	右归丸去肉桂 + 补骨脂、淫羊藿
脾虚证		神疲体倦，气短懒言，面浮肢肿	补气升阳，止血调经	举元煎合安冲汤 + 炮姜炭
血热证	实热证	心烦少寐，渴喜冷饮	清热凉血，止血调经	清热固经汤
	虚热证	烦热少寐，咽干口燥	养阴清热，止血调经	上下相资汤
血瘀证		小腹疼痛拒按，舌紫暗	活血化瘀，止血调经	四草 + 三七、蒲黄
急症处理：急当"塞流"止崩。补气摄血止崩：独参汤；温阳止崩：参附汤或六味回阳汤；滋阴固气止崩：生脉二至止血汤；祛瘀止崩：田七末、云南白药或宫血宁胶囊				

中医妇科学

考点 闭经

证型	证候		治法	方药
气血虚弱证	周期延迟，渐至经闭不行	神疲肢倦，头晕眼花，心悸气短	益气养血调经	人参养荣汤
肾气亏损证		腰腿酸软，头晕耳鸣，倦怠乏力，夜尿频多	补肾益气，调理冲任	大补元煎 + 淫羊藿、紫河车
阴虚血燥证		五心烦热，颧红唇干，盗汗，骨蒸劳热	养阴清热调经	加减一阴煎 + 丹参、黄精、女贞子、制香附
气滞血瘀证		腹痛拒按，精神抑郁，烦躁易怒，胸胁胀满，嗳气叹息	理气活血，祛瘀通络	血府逐瘀汤
寒凝血瘀证		冷痛拒按，形寒肢冷，面色青白	温经散寒，活血通经	温经汤
痰湿阻滞证		神疲肢倦，头晕目眩，心悸气短，胸脘满闷	燥湿化痰，活血调经	四君子汤合苍附导痰丸 + 当归、川芎

考点 痛经★

病机	证型	证候	治法	方药
邪气内伏，"不通则痛"；精血素亏，"不荣则痛"	气滞血瘀证	胀痛拒按，乳房胀痛，经行不畅	理气行滞，化瘀止痛	膈下逐瘀汤
	寒凝血瘀证	小腹冷痛，畏寒肢冷，面色青白	温经散寒，化瘀止痛	少腹逐瘀汤
	湿热瘀阻证	小腹灼痛，痛连腰骶，便黄舌红	清热除湿，化瘀止痛	清热调血汤 + 车前子、薏苡仁、败酱草或银甲丸
	气血虚弱证	小腹隐痛，神疲乏力，头晕心悸	益气养血，调经止痛	圣愈汤
	肝肾亏损证	小腹隐痛，头晕耳鸣，面色晦暗	补养肝肾，调经止痛	益肾调经汤或调肝汤

中医妇科学

考点　经行乳房胀痛

证型	证候	治法	方药
肝气郁结证	胸胁胀满，烦躁易怒，经行不畅	疏肝理气，通络止痛	柴胡疏肝散
肝肾亏虚证	两目干涩，咽干口苦，五心烦热	滋肾养肝，通络止痛	一贯煎
胃虚痰滞证	胸闷痰多，食少纳呆	健胃祛痰，活血止痛	四物汤＋二陈汤

考点　经行头痛

证型	证候	治法	方药
血虚证	心悸气短，神疲体倦，面色㿠白	养血益气，活络止痛	八珍汤＋首乌、蔓荆子
肝火证	头晕目眩，口苦咽干，烦躁易怒	清热平肝，息风止痛	羚角钩藤汤
血瘀证	腹痛拒按，胸闷不舒	活血化瘀，通窍止痛	通窍活血汤
痰湿中阻证	头晕目眩，形体肥胖，胸闷泛恶	燥湿化痰，通络止痛	半夏白术天麻汤＋葛根、丹参

考点　经行泄泻

证型	证候	治法	方药
脾气虚证	脘腹胀满，神疲肢倦，面肢浮肿	健脾益气，除湿止泻	参苓白术散
肾阳虚证	晨起尤甚，腰酸腿软，畏寒肢冷，头晕耳鸣	温肾扶阳，暖土固肠	健固汤合四神丸

考点　经行浮肿

证型	证候	治法	方药
脾肾阳虚证	面浮肢肿，腹胀纳减，腰酸便溏	温肾化气，健脾利水	肾气丸＋苓桂术甘汤
气滞湿阻证	脘闷胁胀，善叹息	理气行滞，化湿消肿	八物汤＋泽泻、益母草

考点　经行吐衄

证型	证候	治法	方药
肺肾阴虚证	头晕耳鸣，手足心热，潮热干咳，咽干口渴	滋阴养肺	顺经汤
肝经郁火证	头晕目眩，烦躁易怒，两胁胀痛，口苦咽干	清肝调经	清肝引经汤

考点　绝经前后诸证

证型	证候	治法	方药
肾阴虚证	头晕耳鸣，腰酸腿软，烘热出汗，五心烦热	滋养肾阴，佐以潜阳	左归丸
肾阳虚证	头晕耳鸣，腰痛如折，腹冷阴坠，形寒肢冷	温肾扶阳	右归丸
肾阴阳俱虚证	乍寒乍热，烘热汗出，腰背冷痛	阴阳双补	二仙汤
心肾不交证	心悸易惊，头晕健忘，腰酸乏力	滋阴补血，养心安神	天王补心丹

考点 经水早断

证型		证候	治法	方药
肝肾阴虚证		腰酸膝软，头晕耳鸣，两目干涩，五心烦热，潮热汗出，阴户干涩	滋补肝肾，养血调经	左归丸或百灵育阴汤
肾虚肝郁证		腰酸膝软，烘热汗出，精神抑郁，胸闷叹息，烦躁易怒	补肾疏肝，理气调经	一贯煎（偏于肝郁者可用百灵调肝汤）
脾肾阳虚证	闭经	面浮肢肿，腹中冷痛，畏寒肢冷，腰酸膝软，性欲淡漠，带下清冷	温肾健脾，养血调经	毓麟珠
心肾不交证		心烦不寐，心悸怔忡，失眠健忘，头晕耳鸣，腰酸膝软，口燥咽干，五心烦热	清心降火，补肾调经	黄连阿胶汤
肾虚血瘀证		头晕耳鸣，腰酸膝软，口干不欲饮，胸闷胁痛，口唇紫暗	补肾益气，活血调经	肾气丸＋失笑散
气血虚弱证		神疲肢倦，头晕眼花，心悸气短，面色萎黄	补气养血，和营调经	人参养荣汤

第五单元　带下病

考点　带下过多★

病因	证型	证候		治法	方药
湿邪。内在条件：脾肾功能失常。病位：前阴、胞宫。病机：任脉损伤，带脉失约	脾虚证	带下量多，色质、气味异常	神疲倦怠，四肢不温，纳少便溏，少气懒言，面色㿠白	健脾益气，升阳除湿	完带汤
	肾阳虚证		头晕耳鸣，腰痛如折，畏寒肢冷，小腹冷感	温肾培元，固涩止带	内补丸
	阴虚夹湿热证		腰膝酸软，头晕耳鸣，颧赤唇红，五心烦热，失眠多梦	滋肾益阴，清热利湿	知柏地黄丸
	湿热下注证		胸闷心烦，口苦咽干，纳食较差，小腹作痛，小便短赤	清利湿热，佐以解毒杀虫	止带方
	热毒蕴结证		小腹疼痛，腰骶酸痛，口苦咽干，小便短赤	清热解毒	五味消毒饮＋土茯苓、败酱草、鱼腥草、薏苡仁

除湿为主

考点 带下过少

证型	证候		治法	方药
肝肾亏损证	带下过少甚至全无，阴道干涩阴痒	头晕耳鸣，腰膝酸软，烘热汗出，烦热胸闷，夜寐不安	滋补肝肾，养精益血	左归丸＋知母、肉苁蓉、紫河车、麦冬
血瘀津亏证		精神抑郁，烦躁易怒，经色紫暗，有血块，肌肤甲错	补血益精，活血化瘀	小营煎＋丹参、桃仁、牛膝

第六单元 妊娠病

考点 妊娠恶阻★

证型	证候		治法	方药
脾胃虚弱证	妊娠早期，恶心呕吐	脘腹胀闷，不思饮食，头晕体倦，怠惰思睡	健脾和胃，降逆止呕	香砂六君子汤
肝胃不和证		胸胁满闷，嗳气叹息，头晕目眩，口苦咽干，便秘溲赤	清肝和胃，降逆止呕	橘皮竹茹汤或苏叶黄连汤＋姜半夏、枇杷叶、竹茹、乌梅
痰滞证		呕吐痰涎，胸膈满闷，不思饮食	化痰除湿，降逆止呕	青竹茹汤

考点 异位妊娠

证型		证候	治法	方药
未破损期		下腹隐痛，双合诊触及一侧附件有软性包块，有压痛	活血化瘀，消癥杀胚	宫外孕Ⅱ号方 + 蜈蚣、全蝎、紫草
已破损期	休克型	突发下腹剧痛面色苍白，面色苍白，四肢厥逆，血压下降	益气固脱，活血祛瘀	生脉散 + 宫外孕Ⅰ号方
	不稳定型	腹痛拒按，但逐渐减轻，腹部可触及包块，血压平稳	活血祛瘀，佐以益气	宫外孕Ⅰ号方
	包块型	腹腔血肿包块形成，下腹坠胀	活血祛瘀消癥	宫外孕Ⅱ号方

中医妇科学

考点 胎漏、胎动不安★

证型	证候		治法	方药
肾虚证	孕期阴道少量出血	头晕耳鸣，腰膝酸软，小便频数	固肾安胎，佐以益气	寿胎丸
气血虚弱证		腰腹坠痛，头晕眼花，心悸气短，面色㿠白	补气养血，固肾安胎	胎元饮
血热证		心烦少寐，口渴饮冷，溲黄便干，面红唇赤	清热凉血，养血安胎	保阴煎
癥瘕伤胎证		宿有癥瘕，胸腹胀满，少腹拘急，皮肤粗糙，口干不欲饮	祛瘀消癥，固冲安胎	桂枝茯苓丸 + 寿胎丸
跌仆伤胎证	妊娠外伤，腰酸，腹胀坠，或阴道下血		补气和血，安胎	圣愈汤 + 寿胎丸

考点 堕胎、小产

证型	证候	治法	方药
胎堕难留证	小腹坠胀疼痛，心悸气短，面色苍白，头晕目眩	祛瘀下胎	脱花煎或生化汤
胎堕不全证	胎殒之后，尚有部分组织残留于子宫	活血化瘀，佐以益气	脱花煎

考点 滑胎

证型		证候		治法	方药
肾虚证	肾气不足证	屡孕屡堕	腰膝酸软，头晕耳鸣，夜尿频多，面色晦暗	补肾健脾，固冲安胎	补肾固冲丸
	肾阳亏虚证		腰膝酸软，头晕耳鸣，畏寒肢冷，小便清长，夜尿频多	温补肾阳，固冲安胎	肾气丸＋寿胎丸
	肾精亏虚证		腰膝酸软，头晕耳鸣，手足心热，两颧潮红，大便秘结	补肾填精，固冲安胎	育阴汤
气血虚弱证			头晕目眩，神疲乏力，面色㿠白，心悸气短	益气养血，固冲安胎	泰山磐石散
血热证			腰酸腹痛，口干咽燥，便结尿黄	清热养血，滋肾安胎	保阴煎＋二至丸
血瘀证			宿有癥瘕之疾，肌肤无华	祛瘀消癥，固冲安胎	桂枝茯苓丸＋寿胎丸

考点 鬼胎

证型	证候		治法	方药
气血虚弱证	孕期阴道不规则流血，腹大异常，无胎心音、胎动	量多，色淡，质稀，神疲乏力，头晕眼花，心悸失眠，面色苍白	益气养血，活血下胎	救母丹
气滞血瘀证		量或多或少，血色紫暗有块，时有腹部胀痛，拒按，胸胁胀满，烦躁易怒	理气活血，祛瘀下胎	荡鬼汤
寒湿瘀滞证		量少，色紫暗有块，小腹冷痛，形寒肢冷	散寒除湿，逐水化瘀下胎	芫花散
痰浊凝滞证		量少色暗，形体肥胖，胸胁满闷，呕恶痰多	化痰除湿，行气下胎	平胃散

考点 子肿

证型	证候		治法	方药
脾虚证	妊娠数月，面浮肢肿	皮薄光亮，脘腹胀满，气短懒言，食欲不振	健脾除湿，行水消肿	白术散
肾虚证		下肢尤甚，头晕耳鸣，腰酸无力，下肢逆冷，心悸气短	补肾温阳，化气行水	真武汤或肾气丸
气滞证		肢体肿胀，始肿两足，头晕胀痛，胸胁胀满，饮食减少	理气行滞，化湿消肿	天仙藤散或正气天香散

考点 子晕

证型	证候	治法	方药
阴虚肝旺证	视物模糊，耳鸣失眠，心中烦闷，颜面潮红，手足心热	滋阴补肾，平肝潜阳	杞菊地黄丸
脾虚肝旺证	胸闷心烦，呕逆泛恶，面浮肢肿，倦怠嗜睡	健脾化湿，平肝潜阳	半夏白术天麻汤

证型	证候	治法	方药
气血虚弱证	心悸健忘，少寐多梦，神疲乏力，气短懒言	调补气血	八珍汤

考点 妊娠小便淋痛

证型	证候	治法	方药
阴虚津亏证	午后潮热，手足心热，便干唇红	滋阴清热，润燥通淋	知柏地黄丸 + 麦冬、五味子、车前子
心火偏亢证	面赤心烦，渴喜冷饮，口舌生疮	清心泻火，润燥通淋	导赤散 + 玄参、麦冬
湿热下注证	口苦咽干，胸闷食少	清热利湿，润燥通淋	加味五苓散

考点　妊娠咳嗽

证型		证候	治法	方药
阴虚证		干咳无痰或少痰，甚或痰中带血，口燥咽干，手足心热	养阴润肺，止咳安胎	百合固金汤
痰饮证	妊娠期间，咳嗽不已	痰多，胸闷气促，甚则喘不得卧，神疲纳呆	健脾除湿，化痰止咳	六君子汤
痰火证		咳痰不爽，痰液黄稠，面红口干，胸闷烦热	清热降火，化痰止咳	清金化痰汤
外感证	风寒证	痰稀，鼻塞流涕，恶寒发热，头痛身疼，骨节酸楚	祛风散寒，宣肺止咳	桔梗散
	风热证	痰黄，口干咽痛，头痛发热	疏风清热，宣肺止咳	桑菊饮

中医妇科学

第七单元 产后病

考点 概述★

产后"三冲"	冲心、冲肺、冲胃
产后"三病"	病痉、病郁冒、大便难
产后"三急"	呕吐、盗汗、泄泻
产后病的病因病机	①亡血伤津。②瘀血内阻。③元气受损。④外感六淫或饮食、房劳所伤
产后"三审"	先审小腹痛与不痛；次审大便通与不通；再审乳汁的行与不行
产后病治疗原则	勿拘于产后，亦勿忘于产后
产后用药"三禁"	禁大汗；禁峻下；禁通利小便

考点 产后发热★

病机	证型	证候	治法	方药
①感染邪毒，正邪交争。②外邪袭表，营卫不和。③阴血骤虚，阳气外散。④败血停滞，营卫不通	感染邪毒证	腹痛拒按，心烦不宁，口渴喜饮，小便短赤，大便燥结	清热解毒，凉血化瘀	五味消毒饮＋失笑散或解毒活血汤
	外感证	头痛身疼，鼻塞流涕，咳嗽	养血祛风，疏解表邪	荆防四物汤
	血虚证	头晕眼花，心悸少寐，小腹绵绵作痛喜按	养血益气，和营退热	八珍汤
	血瘀证	腹痛拒按，舌紫暗	活血化瘀，和营除热	生化汤

考点 产后腹痛

病证		证候	治法	方药
儿枕痛	气血两虚证	隐隐作痛，喜揉喜按，头晕眼花，心悸怔忡	补血益气，缓急止痛	肠宁汤
	瘀滞子宫证	疼痛拒按，得热痛减，形寒肢冷，面色青白	活血化瘀，温经止痛	生化汤
	热结证	疼痛拒按，或灼热疼痛，恶露时多时少，色紫暗，其气臭秽，发热，口渴，小便短赤，大便秘结	泻热逐瘀，活血止痛	大黄牡丹汤

考点 产后身痛

病机	证型	证候	治法	方药
产后营血亏虚或风寒湿邪稽留	血虚证	肢体麻木，关节酸痛，头晕心悸	养血益气，温经止痛	黄芪桂枝五物汤＋当归、秦艽、丹参、鸡血藤
	外感证	项背不舒，关节不利，恶风畏寒，关节胀痛，肢体麻木	养血祛风，散寒除湿	独活寄生汤
	血瘀证	关节刺痛，按之痛甚，腹痛拒按	养血活血，化瘀祛湿	身痛逐瘀汤＋毛冬青、忍冬藤、益母草、木瓜
	肾虚证	腰背疼痛，胫膝酸软，足跟痛	补肾养血，强腰壮骨	养荣壮肾汤＋秦艽、熟地黄

考点　产后恶露不绝

证型	证候	治法	方药
气虚证	四肢无力，气短懒言，小腹空坠	补气摄血固冲	补中益气汤 + 艾叶、阿胶、益母草
血热证	口燥咽干，面色潮红	养阴清热止血	保阴煎 + 益母草、七叶一枝花、贯众
血瘀证	腹痛拒按，块下痛减	活血化瘀止血	生化汤 + 益母草、炒蒲黄

考点　产后乳汁异常

缺乳

证型		证候	治法	方药
气血虚弱证	产后乳汁少	乳汁清稀，无胀感，面色少华，倦怠乏力	补气养血，佐以通乳	通乳丹
肝郁气滞证		乳房胀硬，情志抑郁，胸胁胀满，食欲不振	疏肝解郁，通络下乳	下乳涌泉散
痰浊阻滞证		乳房硕大，乳汁不稠，形体肥胖，胸闷痰多，纳少便溏	健脾化痰通乳	苍附导痰丸 + 漏芦散

乳汁自出

证型	证候	治法	方药
气虚失摄证	量少，质清稀，乳房柔软无胀感，面色少华，神疲乏力	补气养血，佐以固摄	补中益气汤
肝经郁热证	量多，质稠，乳房胀痛，胸胁胀满，情志抑郁或烦躁易怒，口苦咽干，便秘尿黄	疏肝解郁，清热敛乳	丹栀逍遥散

考点　产后自汗、盗汗

证型	证候	治法	方药
气虚证	恶风身冷，气短懒言，面色㿠白，倦怠乏力	益气固表，和营止汗	黄芪汤
阴虚证	面色潮红，头晕耳鸣，口燥咽干，渴不思饮	益气养阴，生津敛汗	生脉散

考点　产后大便难

证型	证候	治法	方药
血虚津亏证	心悸少寐，肌肤不润，面色萎黄	滋阴养血，润肠通便	四物汤
脾肺气虚证	努责难出，神倦乏力，气短汗多	补脾益肺，润肠通便	润燥汤
阳明腑实证	脘腹胀满疼痛，时有矢气臭秽，口臭或口舌生疮	通腑泄热，养血通便	玉烛散

第八单元　妇科杂病

考点　癥瘕

证型	证候		治法	方药
气滞血瘀证	小腹胀满，精神抑郁，胸闷不舒，面色晦暗，肌肤甲错	下腹结块	行气活血，化瘀消癥	香棱丸或大黄䗪虫丸
痰湿瘀结证	胸脘痞闷，腰腹疼痛		化痰除湿，活血消癥	苍附导痰丸＋桂枝茯苓丸
寒凝血瘀证	小腹冷痛，喜温，月经后期，量少，经行腹痛，面色晦暗，形寒肢冷		温经散寒，祛瘀消癥	少腹逐瘀汤
湿热瘀阻证	热痛起伏，痛连腰骶，身热口渴，心烦不宁，便结溲赤		清热利湿，化瘀消癥	大黄牡丹汤
气虚血瘀证	小腹空坠，面色无华，气短懒言，语声低微，倦怠嗜卧，纳少便溏，舌边有瘀点或瘀斑		补气活血，化瘀消癥	理冲汤
肾虚血瘀证	腰膝酸软，头晕耳鸣		补肾活血，消癥散结	肾气丸＋桂枝茯苓丸

考点 盆腔炎性疾病

	病证	证候	治法	方药
盆腔炎性疾病	热毒炽盛证	下腹胀痛，高热，带下量多，色黄或赤白杂下，口苦烦渴，精神不振，大便秘结	清热解毒，凉血消痈	五味消毒饮＋大黄牡丹汤
	湿毒壅盛证	下腹胀痛拒按，发热恶寒，带下量多，色黄绿如脓，口苦口腻，大便溏泄	解毒利湿，活血止痛	银翘红酱解毒汤
	湿热蕴结证	下腹胀痛，热势起伏或寒热往来，带下量多，色黄味臭，口腻纳呆，大便溏或燥结	清热利湿，活血止痛	仙方活命饮
盆腔炎性疾病后遗症	湿热瘀结证	少腹胀痛，或痛连腰骶，脘闷纳呆，口腻不欲饮，大便溏或秘结，小便黄赤	清热利湿，化瘀止痛	银甲丸
	气滞血瘀证	下腹胀痛或刺痛，情志不畅则腹痛加重，经行量多有瘀块，瘀块排出则痛缓，胸胁、乳房胀痛	疏肝行气，化瘀止痛	膈下逐瘀汤
	寒湿瘀滞证	下腹冷痛或刺痛，腰骶冷痛，得温则减，带下量多，色白质稀，形寒肢冷，大便溏泄	祛寒除湿，化瘀止痛	少腹逐瘀汤＋桂枝茯苓丸
	气虚血瘀证	小腹隐痛或坠痛，带下量多，色白质稀，伴精神萎靡，体倦乏力，食少纳呆	益气健脾，化瘀止痛	理冲汤
	肾虚血瘀证	下腹绵绵作痛或刺痛，痛连腰骶，遇劳累则加重，喜温喜按，头晕耳鸣，畏寒肢冷，夜尿频多	温肾益气，化瘀止痛	温胞饮＋失笑散

考点 不孕症★

概念	证型		证候	治法	方药
女子婚后未避孕，有正常性生活，同居1年未受孕或曾孕育过，未避孕又连续1年未再受孕	肾虚证	肾气虚证	月经不调，头晕耳鸣，腰酸腿软，精神疲倦，小便清长	补肾益气，调补冲任	毓麟珠
		肾阳虚证	月经后期，腹冷肢寒，性欲淡漠，小便频数，面色晦暗	温肾助阳，调补冲任	温胞饮或右归丸
		肾阴虚证	月经错后，头晕耳鸣，腰酸腿软，眼花心悸，皮肤不润，面色萎黄	滋肾养血，调补冲任	养精种玉汤
	肝气郁结证		月经延期，乳房胀痛，胸胁不舒，小腹胀痛，精神抑郁，烦躁易怒	疏肝解郁，理血调经	开郁种玉汤
	痰湿内阻证		经行延后，形体肥胖，带下量多，头晕心悸，胸闷泛恶，面色㿠白	燥湿化痰，理气调经	苍附导痰丸
	瘀滞胞宫证		月经后期，经行不畅，腹痛拒按，经前痛剧	活血化瘀，调经助孕	少腹逐瘀汤

(证候栏左侧竖排：婚久不孕，月经不调)

中医妇科学

考点 阴痒

证型	证候	治法	方药
肝肾阴虚证	阴部皮肤变白，皲裂破溃，五心烦热，头晕目眩，腰酸腿软，烘热汗出	滋阴补肾，清肝止痒	知柏地黄丸 + 当归、栀子、白鲜皮
肝经湿热证	灼热疼痛，心烦少寐，胸闷呃逆，口苦咽干，小便赤黄	清热利湿，杀虫止痒	龙胆泻肝汤或萆薢渗湿汤；外用蛇床子散
湿虫滋生证	阴部瘙痒，如虫行状，带下量多，呈泡沫状，心烦少寐，胸闷呃逆，口苦咽干，小便短赤	清热利湿，解毒杀虫	萆薢渗湿汤

考点 阴挺

阴挺的分度★

分度	I 度		II 度		III 度
分型	轻型	重型	轻型	重型	
临床表现	宫颈外口距处女膜缘 < 4cm，未达处女膜缘	宫颈已达处女膜缘，阴道口可见子宫颈	宫颈脱出阴道口，宫体仍在阴道内	部分宫体脱出阴道口	宫颈与宫体全部脱出阴道口外

阴挺的辨证论治

证型	证候		治法	方药
气虚证	子宫下移，或脱出阴道口外，小腹下坠	劳则加剧，神倦乏力，少气懒言	补中益气，升阳举陷	补中益气汤＋金樱子、杜仲、续断
肾虚证		小便频数，腰酸腿软，头晕耳鸣	补肾固脱，益气升提	大补元煎＋黄芪

考点　阴吹

证型	证候	治法	方药
气虚证	神疲乏力，气短懒言，小腹下坠，虚坐努责	补中益气，升清降浊	补中益气汤
胃燥证	口燥咽干，腹部胀满，大便燥结	泻热润燥，通腑导滞	麻子仁丸
气郁证	精神抑郁，烦躁易怒，胸胁少腹胀痛，嗳气食少，时欲叹息	疏肝解郁，行气导滞	逍遥散
痰湿证	带下量多，色白黏腻，胸闷，或呕吐痰涎，口中淡腻	健脾化湿，行气祛痰	橘半桂苓枳姜汤

第 八 篇

中医儿科学

第八篇

中医儿科学

第一单元　儿科学基础

考点　小儿年龄分期

	分期标准
胎儿期	受孕～分娩共 40 周，围生期指孕期 28 周至产后 7 天
新生儿期	出生～生后 28 天
婴儿期	出生 28 天后～1 周岁
幼儿期	1 周岁～3 周岁
学龄前期	3 周岁～7 周岁
学龄期	7 周岁～青春期来临
青春期	女孩自 11/12 周岁～17/18 周岁，男孩自 13/14 周岁～18/20 周岁

考点　小儿生长发育★

体重

年龄	新生儿	3～12 个月	1～6 岁	7～12 岁
体重	约为 3.25kg	（月龄 +9）/2	8 + 年龄 ×2	（年龄 ×7 − 5）/2

身长

年龄	新生儿	第 1 年	第 2 年	2 ~ 12 岁
身长	约为 50cm	增长 25cm	增长 10cm	75 + 7 × 年龄

其他

年龄	新生儿	≤6 个月	7 ~ 12 个月	>1 岁	>2 岁
囟门	前囟 1.5 ~ 2cm	2 ~ 4 个月后囟关闭		12 ~ 18 个月前囟闭	
头围	33 ~ 34cm	1 岁 46cm，2 岁 48cm，5 岁 50cm			
乳牙		2 岁以内乳牙数 = 月龄 – 4/6，20 ~ 30 个月 20 颗			
血压	收缩压 = 80 + 2 × 年龄，舒张压 = 收缩压 × 2/3				
视觉	15 ~ 20cm 清晰	2 个月协调注视事物，4 ~ 5 个月认识母亲；6 个月转身协调视觉	9 个月视深度觉	1 岁半能区别各种形状	5 岁辨颜色
听觉	3 ~ 7 天相当良好	5 个月辨别母亲声音	8 个月区别语意	1 岁能听懂名字	4 岁发育完全
肤觉	痛觉存在，触觉敏感				5 岁辨重量
粗动作	1 个月睡醒伸欠	2 个月扶坐勉强抬头 4 个月手撑起上半身；6 个月独坐	7 个月翻滚，8 个月爬	10 个月扶走，12 个月独走，18 个月跑步	24 个月并跳，36 个月骑三轮车

年龄	新生儿	≤6 个月	7～12 个月	>1 岁	>2 岁
语言	哭叫	3 个月发出咿呀声，4 个月发出笑声	7 个月叫妈妈	1 岁半能表达自己的要求	5 岁能完整表达

考点　小儿生理、病因、病理特点

生理特点	脏腑娇嫩，形气未充	"稚阴稚阳"：小儿脏腑娇嫩，形气未充，骨骼、肌肉筋脉、皮毛及精神意识等与成年人相比均属不足
	生机蓬勃，发育迅速	"纯阳"：小儿生机蓬勃、发育迅速，好比旭日初升，草木方萌
病因特点	外感因素	年龄越小，对六淫邪气的易感程度越高
	乳食因素	小儿"脾常不足"，且饮食不知自调，易为乳食所伤
	先天因素	小儿出生之前已作用于胎儿的致病因素
	情志因素	小儿心怯神弱，最常见的情志所伤是惊恐
病理特点	发病容易，传变迅速	小儿"脾常不足""肺常不足""肾常虚"，外感时行疾病在病程中易发生转化，表现为易虚易实、易寒易热
	脏器清灵，易趋康复	

中医儿科学

考点　儿科四诊特点

察二便、察舌

	临床表现	临床意义
察舌	舌起粗大红刺，状如草莓	丹痧、皮肤黏膜淋巴结综合征
	舌苔花剥，状如地图	胃之气阴不足
	舌苔厚腻垢浊	宿食内滞
察二便	大便呈果酱色，伴阵发哭闹	肠套叠

考点　儿科治法概要

用药原则	中药汤剂用药：新生儿用成人量的 1/6，乳婴儿用成人量的 1/3，幼儿用成人量的 1/2，学龄期儿童用成人量的 2/3 或接近成人量

第二单元 新生儿疾病

考点 胎黄

胎黄的诊断

分类	诊断
生理性胎黄	多于婴儿出生后 2~3 天出现，足月儿于出生后 2 周消退，早产儿延至 3~4 周
病理性胎黄	多于出生后 24 小时内出现黄疸，2~3 周仍不消退，甚至加深，或黄疸退而复现，或于生后 1 周甚至数周后出现黄疸

胎黄的辨证论治

	证型	证候	治法	方药
常证	湿热郁蒸证	颜色鲜明如橘皮，精神疲倦，不欲吮吸；热重者，烦躁不安，口渴唇干，呕吐神昏	清热利湿退黄	茵陈蒿汤
	寒湿阻滞证	神疲身倦，四肢欠温，纳少易吐	温中化湿退黄	茵陈理中汤
	气滞血瘀证	晦暗无华，右胁下痞块，纳呆，食后易吐	行气化瘀消积	血府逐瘀汤

续表

	证型		证候	治法	方药
变证	胎黄动风证	黄疸迅速加重，神昏	嗜睡，抽搐	平肝息风，利湿退黄	羚角钩藤汤
	胎黄虚脱证		面色苍黄，浮肿，气促，四肢厥冷，胸腹欠温	大补元气，温阳固脱	参附汤＋生脉散

第三单元 肺系病证

考点 感冒

感冒主证的辨证论治

证型	证候	治法	方药
风寒感冒证	发热轻，怕冷，无汗，流清涕，咽痒	辛温解表疏风散寒	荆防败毒散
风热感冒证	发热重，汗出热不解，咽红或肿痛，口干而渴	辛凉解表疏风清热	银翘散

证型	证候	治法	方药
暑邪感冒证	高热无汗，身重困倦，胸闷泛恶，食欲不振	清暑解表，化湿和中	新加香薷饮
时邪感冒证	起病急骤，高热恶寒，心烦，目赤咽红，肌肉酸痛	清瘟解毒	银翘散＋普济消毒饮

感冒兼证的辨证论治★

证型		证候	治法	方药
夹痰	风寒夹痰证	咳声重浊，喉中痰鸣	辛温解表，宣肺化痰	加三拗汤、二陈汤
	风热夹痰证		辛凉解表，清肺化痰	加桑菊饮、黛蛤散
夹滞		脘腹胀满，不思饮食，呕吐酸腐，口气秽浊，大便酸臭	解表兼以消食导滞	加用保和丸
夹惊		睡卧不宁，惊惕啼叫	解表兼以清热镇惊	加用镇惊丸

中医儿科学

考点 乳蛾

证型	证候		治法	方药
风热搏结证	喉核赤肿，咽痛，吞咽困难	发热重，恶寒轻，苔薄白或黄	疏风清热，利咽消肿	银翘马勃散
热毒炽盛证		壮热不退，口干口臭	清热解毒，利咽消肿	牛蒡甘桔汤
肺胃阴虚证		日久不愈，干咳少痰	养阴润肺，软坚利咽	养阴清肺汤

考点 咳嗽

	证型	证候	治法	方药
外感咳嗽	风寒咳嗽证	痰白质稀，恶寒无汗，清涕	疏风散寒，宣肺止咳	金沸草散、杏苏散
	风热咳嗽证	痰黄黏稠，恶风汗出，浊涕	疏风解热，宣肺止咳	桑菊饮
	风燥咳嗽证	鼻燥咽干，皮肤干燥	疏风清肺，润燥止咳	清燥救肺汤、桑杏汤
内伤咳嗽	痰热咳嗽证	痰多色黄，黏稠难咳，喉中痰鸣	清热化痰，宣肺止咳	清金化痰汤、清气化痰汤
	痰湿咳嗽证	痰多壅盛，色白质稀，胸闷纳呆	燥湿化痰，宣肺止咳	二陈汤
	气虚咳嗽证	咳而无力，面色苍白，少气懒言，语声低微，喜温畏寒	健脾补肺，益气化痰	六君子汤
	阴虚咳嗽证	痰少而黏，午后潮热，盗汗	滋阴润燥，养阴清肺	沙参麦冬汤

考点 肺炎喘嗽

肺炎喘嗽常证的辨证论治 ★

证型	证候		治法	方药
风寒闭肺证	发热，咳嗽，气喘	恶寒，呛咳，气急，痰稀色白，咽不红，脉浮紧	辛温宣肺，化痰止咳	华盖散
风热闭肺证		恶风，有汗，咯黄痰，咽红，脉浮数	辛凉宣肺，化痰止咳	麻杏石甘汤
痰热闭肺证		鼻扇，咯痰黄稠，咽红，口渴欲饮，便结溲黄	清热涤痰，开肺定喘	葶苈大枣泻肺汤 + 麻杏石甘汤
毒热闭肺证		壮热不退，喘憋，涕泪俱无，胸高胁满，神昏谵语	清热解毒，泻肺开闭	黄连解毒汤 + 麻杏石甘汤
阴虚肺热证		盗汗，手足心热，干咳少痰，口干便结	养阴清肺，润肺止咳	沙参麦冬汤
肺脾气虚证		久咳无力，多汗，易感冒，纳呆便溏，神疲乏力	补肺益气，健脾化痰	人参五味子汤

肺炎喘嗽变证的辨证论治

证型	证候	治法	方药
心阳虚衰证	突然面色苍白，口唇、肢端青紫发绀，额汗不止，四肢厥冷，脉微欲绝	温补心阳，救逆固脱	参附龙牡救逆汤
邪陷厥阴证	壮热神昏，烦躁谵语，痰声辘辘，四肢抽搐，口噤项强，两目上视，指纹青紫达命关	平肝息风，清心开窍	羚角钩藤汤 + 牛黄清心丸

考点　哮喘

哮喘发作期的辨证论治

病机	证型	证候	治法	方药
痰饮久伏，遇诱因触发，反复不已	热性哮喘证	咳嗽喘急，声高息涌，咳痰稠黄，痰热内盛是关键	清肺涤痰，止咳平喘	麻杏甘石汤 + 苏葶丸
	寒性哮喘证	风寒在表：恶寒无汗，鼻流清涕；痰湿内阻：面色淡白，痰多白沫	温肺散寒，涤痰定喘	小青龙汤 + 三子养亲汤
	外寒内热证	外寒：鼻塞喷嚏，流清涕；内热：痰稠色黄，口渴引饮	解表清里，定喘止咳	大青龙汤
	肺实肾虚证	哮喘持续不已，动则喘甚，常伴咳嗽、喉中痰吼	泻肺平喘，补肾纳气	偏于肺实者用苏子降气汤；偏于肾虚者用都气丸 + 射干麻黄汤

哮喘缓解期的辨证论治

证型	证候	治法	方药
肺脾气虚证	面色苍白，少气懒言，倦怠乏力，纳呆便溏	补肺固表，健脾益气	玉屏风散＋人参五味子汤
脾肾阳虚证	面色㿠白，形寒肢冷，乏力，动则心悸气促	温补脾肾，固摄纳气	金匮肾气丸
肺肾阴虚证	喘促乏力，消瘦，面色潮红，盗汗，手足心热	养阴清热，敛肺补肾	麦味地黄丸

考点 反复呼吸道感染

病机	证型		证候	治法	方药
禀赋虚弱，肺、脾、肾三脏功能不足，卫外不固	肺脾气虚证	反复外感	少气懒言，气短，食少纳呆，大便不调	补肺固表，健脾益气	玉屏风散＋六君子汤
	营卫失调证		恶风恶寒，四肢不温	调和营卫，益气固表	黄芪桂枝五物汤
	脾肾两虚证		鸡胸龟背，腰膝酸软，发育落后	温补肾阳，健脾益气	金匮肾气丸＋理中丸
	肺脾阴虚证		颧红口渴，盗汗自汗，手足心热，大便干结	养阴润肺，益气健脾	生脉散＋沙参麦冬汤
	肺胃实热证		口臭，口舌易生疮，夜寐欠安，大便干	清泻肺胃	凉膈散

第四单元 脾系病证

考点 鹅口疮

证型	证候	治法	方药
心脾积热证	面赤唇红，烦躁不宁，啼哭叫扰，口干渴	清心泻脾	清热泻脾散
虚火上浮证	周围红晕不著，口舌糜烂，形体怯弱，口干不渴	滋阴降火	知柏地黄丸

考点 口疮 ★

证型	证候		治法	方药
风热乘脾证	口舌溃烂	烦躁多啼，口臭涎多	疏风散火，清热解毒	银翘散
心火上炎证		色红赤，饮食困难，心烦不安，口干欲饮	清心凉血，泻火解毒	泻心导赤汤
虚火上浮证		稀散色淡，口流清涎，神疲颧红，口干不欲饮	滋阴降火，引火归原	六味地黄丸＋肉桂

考点 泄泻★

病机	证型		证候	治法	方药
感受外邪、内伤乳食和脾胃虚弱、脾肾阳虚等导致脾胃受病，故饮食入胃，水谷不化，精微不固，合污而下，成为泄泻	常证	伤食泻证	脘腹胀痛，泻后痛减，大便酸臭，嗳气	运脾和胃，消食化滞	保和丸
		风寒泻证	泄泻清稀，有泡沫，臭气不甚，肠鸣腹痛	疏风散寒，化湿和中	藿香正气散
		湿热泻证	泻下稀薄，如水注，大便深黄臭秽，发热泛恶	清肠解热，化湿止泻	葛根黄芩黄连汤
		脾虚泻证	便溏，食后作泻，色淡不臭，面色萎黄	健脾益气，助运止泻	参苓白术散
		脾肾阳虚泻证	久泻不止，食入即泻，完谷不化，形寒肢冷，面色㿠白，睡时露睛	温补脾肾，固涩止泻	附子理中丸＋四神丸
	变证	气阴两伤证	泻下无度，皮肤干燥，目眶及前囟凹陷，口渴引饮，啼哭无泪	益气养阴	人参乌梅汤
		阴竭阳脱证	暴泻不止，神疲怯弱，四肢厥冷	回阳固脱	生脉散＋参附龙牡汤

中医儿科学

考点 厌食

证型	证候	治法	方药
脾失健运证	脘腹饱胀，形体尚可，精神良好	调和脾胃，运脾开胃	不换金正气散
脾胃气虚证	少气懒言，面色少华，形体偏瘦，大便夹不消化食物残渣	健脾益气，佐以助运	异功散
脾胃阴虚证	口舌干燥，食少饮多，便干尿赤	滋脾养胃，佐以助运	养胃增液汤

考点 积滞

证型	证候	治法	方药
乳食内积证	不思乳食，嗳腐酸馊，脘腹胀满疼痛	消乳化食，和中导滞	乳积者，选消乳丸；食积者，选保和丸
脾虚夹积证	面色萎黄，形体消瘦，大便稀溏酸臭	健脾助运，消食化滞	健脾丸

考点 疳证

病机	证型		证候	治法	方药
脾胃虚损,津液消亡	常证	疳气证	面色萎黄少华,毛发稍稀,精神欠佳,易发脾气	调脾健运	资生健脾丸
		干疳证	极度消瘦,呈老人貌,皮肤干瘪起皱,大肉已脱,精神萎靡,啼哭无力,毛发干枯,腹凹如舟	补益气血	八珍汤
		疳积证	肚腹鼓胀,毛发稀疏结穗,性情烦躁,夜卧不宁	消积理脾	肥儿丸
	兼证	疳肿胀证	足踝水肿,甚则颜面四肢水肿,面色无华,四肢欠温	健脾温阳,利水消肿	防己黄芪汤 + 五苓散
		眼疳证	两目干涩,畏光羞明,眼角赤烂,时常眨眼,目睛失泽	养血柔肝,滋阴明目	石斛夜光丸
		口疳证	口舌生疮,口腔糜烂,秽臭难闻,面赤唇红,烦躁哭闹	清心泻火,滋阴生津	泻心导赤汤

考点 腹痛

证型	证候		治法	方药
腹部中寒证	腹部疼痛	得温则舒，遇寒痛甚，肢冷不温	温中散寒，理气止痛	养脏汤
乳食积滞证		脘腹胀满，嗳腐吞酸，不思乳食，大便秽臭	消食导滞，行气止痛	香砂平胃散
胃肠结热证		腹胀拒按，大便秘结，烦躁口渴，手足心热	通腑泄热，行气止痛	大承气汤
脾胃虚寒证		时作时止，痛处喜按，得温则舒，便溏	温中理脾，缓急止痛	小建中汤＋理中丸
气滞血瘀证		痛有定处，痛如针刺，肚腹硬胀，青筋显露	活血化瘀，行气止痛	少腹逐瘀汤

考点 便秘

证型	证候		治法	方药
食积便秘	大便干结	脘腹胀满，不思饮食，口臭	消积导滞通便	枳实导滞丸
燥热便秘		便秘不通，面赤身热，腹胀，口干口臭	清热润肠通便	麻子仁丸
气滞便秘		欲便不得，胸胁痞满，腹胀痛，嗳气频作	理气导滞通便	六磨汤
血虚便秘		面白无华，唇甲色淡，心悸目眩	养血润肠通便	润肠丸
气虚便秘	大便不干燥，努挣难下，便时汗出气短，便后乏力		益气润肠通便	黄芪汤

考点 营养性缺铁性贫血

营养性缺铁性贫血的分度

	血红蛋白水平（g/L）	白细胞计数（×10^{12}/L）
轻度	90 ~ 110（6个月 ~ 6岁）、90 ~ 120（6岁以上）	3 ~ 4
中度	60 ~ 90	2 ~ 3
重度	30 ~ 60	1 ~ 2
极重度	< 30	< 1

营养性缺铁性贫血的辨证论治

证型	证候	治法	方药
脾胃虚弱证	面色苍黄，不思饮食，体倦乏力，黏膜苍白	健运脾胃，益气养血	六君子汤

续表

证型	证候	治法	方药
心脾两虚证	发枯易脱，心悸气短，食少纳呆，头晕目眩	补脾养心，益气生血	归脾汤
肝肾阴虚证	两颧嫩红，目涩耳鸣，腰腿酸软，潮热盗汗	滋养肝肾，益精生血	左归丸
脾肾阳虚证	面色㿠白，畏寒肢冷，食少便溏，精神萎靡	温补脾肾，益阴养血	右归丸

第五单元　心肝病证

考点　汗证

病因病机	证型	证候	治法	方药
表虚不固，卫失外护；营卫失调，腠理不密；气阴虚弱，汗液外泄；湿热迫蒸，外泄肌表	肺卫不固证	神倦乏力，面色少华	益气固表	玉屏风散＋牡蛎散
	营卫失调证	畏寒怕风，精神疲倦	调和营卫	黄芪桂枝五物汤
	气阴亏虚证	盗汗，形体消瘦，心烦少寐，手足心灼热	益气养阴	生脉散、当归六黄汤
	湿热迫蒸证	汗出过多，以额、心胸为甚，汗渍色黄，口臭	清热泻脾	泻黄散

考点　病毒性心肌炎

证型	证候		治法	方药
风热犯心证	神疲乏力，心悸气短，肢冷多汗	低热绵延，鼻塞流涕，咽红肿痛	清热解毒，宁心复脉	银翘散
湿热侵心证		寒热起伏，恶心呕吐，腹痛泄泻	清热化湿，宁心复脉	葛根黄芩黄连汤
气阴亏虚证		少气懒言，烦热口渴，夜寐不安	益气养阴，宁心复脉	炙甘草汤 + 生脉散
心阳虚弱证		神疲乏力，畏寒肢冷，头晕多汗	温振心阳，宁心复脉	桂枝甘草龙骨牡蛎汤
痰瘀阻络证		心前区痛如针刺，脘闷呕恶，唇甲青紫，舌胖质紫暗	豁痰化瘀，宁心通络	瓜蒌薤白半夏汤 + 失笑散

考点　注意缺陷多动障碍

证型	证候	治法	方药
肝肾阴虚证	急躁易怒，遗尿、腰酸乏力，五心烦热、盗汗	滋养肝肾，平肝潜阳	杞菊地黄丸
心脾两虚证	神疲乏力，形体消瘦，言语冒失，睡眠不实	养心安神，健脾益气	归脾汤 + 甘麦大枣汤
痰火内扰证	烦躁不宁，胸中烦热，懊恼不眠	清热泻火，化痰宁心	黄连温胆汤

考点 抽动障碍

证型	证候		治法	方药
外风引动证	喉中异声，挤眉弄眼	感冒后症状加重，伴鼻塞流涕，咽痛	疏风解表，息风止动	银翘散
肝亢风动证		摇头耸肩，急躁易怒，头晕头痛	平肝潜阳，息风止动	天麻钩藤饮
痰火扰神证		肌肉抽动有力，喉中痰鸣，烦躁易怒，口苦口干	清热化痰，息风止动	黄连温胆汤
脾虚肝旺证		抽动无力，精神倦怠，食欲不振，形瘦性急	扶土抑木，调和肝脾	缓肝理脾汤
阴虚风动证		摇头扭腰，肢体抖动，形体偏瘦，五心烦热	滋水涵木，柔肝息风	大定风珠

考点 惊风

惊风的发病特点及四证八候

发病特点		1~5岁小儿多见，年龄越小发病率越高
四证八候	四证	痰证、热证、惊证、风证
	八候	搐、搦、掣、颤、反、引、窜、视

惊风的辨证论治

	证型	证候	治法	方药
急惊风	风热动风证	咳嗽流涕，脉浮数	疏风清热，息风定惊	银翘散
	气营两燔证	见于盛夏，壮热多汗，恶心呕吐，嗜睡	清气凉营，息风开窍	清瘟败毒饮
	邪陷心肝证	高热不退，神昏谵语	平肝息风，清心开窍	羚角钩藤汤
	湿热疫毒证	突然壮热，大便腥臭或夹脓血	清热化湿，解毒息风	黄连解毒汤 + 白头翁汤
	惊恐惊风证	面色时青时赤，频作惊惕，大便色青	镇惊安神，平肝息风	琥珀抱龙丸
慢惊风	脾虚肝亢证	面色萎黄，神志不清，嗜睡露睛，大便青绿，足踝及面部浮肿	温中健脾，缓肝理脾	缓肝理脾汤
	脾肾阳虚证	精神萎靡，口鼻气冷，昏睡露睛，四肢厥冷	温补脾肾，回阳救逆	固真汤 + 逐寒荡惊汤
	阴虚风动证	面色潮红，身热消瘦，手足心热，肢体痉挛或强直，虚烦疲劳	滋肾养肝，育阴潜阳	大定风珠

第六单元　肾系病证

考点　水肿

水肿常证的辨证论治★

证型	证候	治法	方药
风水相搏证	起病急，先眼睑浮肿，波及全身，皮肤光亮，指压不显按之凹陷即起，并恶风发热，咳嗽身痛	疏风宣肺，利水消肿	麻黄连翘赤小豆汤＋五苓散
湿热内侵证	皮肤疮毒，小便短赤、色如浓茶，胸脘痞闷，纳呆泛恶	清热利湿，凉血止血	五味消毒饮＋小蓟饮子
肺脾气虚证	浮肿不著，面色少华，倦怠乏力，纳少便溏，汗自出	益气健脾，利水消肿	参苓白术散＋玉屏风散
脾肾阳虚证	全身浮肿，以腰腹、下肢为甚，按之深陷难起，畏寒肢冷，神倦乏力	温肾健脾，利水消肿	真武汤
气阴两虚证	面色无华，腰膝酸软，耳鸣目眩，咽干口燥	益气养阴，利水消肿	六味地黄丸＋黄芪

水肿的西医治疗

抗感染	急性肾炎：青霉素
激素疗法	肾病综合征：泼尼松
利尿	①急性肾炎：噻嗪类/袢利尿剂。②肾病综合征：氢氯噻嗪、螺内酯、呋塞米
降压	钙拮抗剂、血管紧张素转换酶抑制剂
严重合并症	降压、利尿、止痉、强心等

考点　尿频

证型	证候	治法	方药
脾肾气虚证	精神倦怠，面色萎黄，食欲不振，畏寒怕冷	温补脾肾，升提固摄	缩泉丸
湿热下注证	尿道灼痛，小腹坠胀，常伴发热、烦渴、头身疼痛、恶心呕吐	清热利湿，通利膀胱	八正散
阴虚内热证	低热盗汗，颧红，五心烦热，咽干口渴	滋阴补肾，清热降火	知柏地黄丸

中医儿科学

考点　遗尿

证型	治法	方药
肾气不足证	温补肾阳，固涩膀胱	菟丝子散
肺脾气虚证	补肺益脾，固涩膀胱	补中益气汤＋缩泉丸
心肾失交证	清心滋肾，安神固脬	交泰丸＋导赤散
肝经湿热证	清热利湿，泻肝止遗	龙胆泻肝汤

第七单元　传染病

考点　麻疹★

证型	证候	治法	方药
邪犯肺卫证（初热期）	发热咳嗽，泪水汪汪，口腔两颊黏膜红赤，近臼齿处可见麻疹黏膜斑	辛凉透表，清宣肺卫	宣毒发表汤
邪入肺胃证（出疹期）	疹点从耳后发际，延及头面、颈部，而后蔓延及胸背腹部、四肢，最后鼻准部及手心、足心疹点由稀到密，疹色先红后暗，凸起碍手	清凉解毒，透疹达邪	清解透表汤

证型	证候	治法	方药
阴津耗伤证（收没期）	发热渐退，疹退出皮肤呈糠麸状脱屑，有色素沉着	养阴益气，清解余邪	沙参麦冬汤

考点　奶麻

证型	证候	治法	方药
邪郁肌表证	骤发高热，饮食减少，咽红	疏风清热，宣透邪毒	银翘散
毒透肌肤证	身热已退，肌肤出现玫瑰红色小丘疹	清热生津，以助康复	银翘散 + 养阴清肺汤

考点　风痧

证型	证候	治法	方药
邪犯肺卫证	发热恶风，咳嗽流涕，胃纳欠佳	疏风清热透疹	银翘散
邪入气营证	壮热口渴，疹色鲜红或紫暗，疹点较密	清气凉营解毒	透疹凉解汤

中医儿科学

考点　丹痧

证型	证候	治法	方药
邪侵肺卫证	发热骤起，头痛畏寒，灼热无汗	辛凉宣透，清热利咽	解肌透痧汤
毒炽气营证	面赤口渴，壮热不解，伴糜烂白腐	清气凉营，泻火解毒	凉营清气汤
痧后阴伤证	低热，唇燥，口干，干咳	养阴生津，清热润喉	沙参麦冬汤

麻疹、奶麻、风痧、丹痧的鉴别

麻疹	发热咳嗽、鼻流清涕、泪水汪汪、全身发红疹，早期有麻疹黏膜斑，发疹有序
风痧	轻度发热，咳嗽，淡红色皮疹，细小如沙，耳后、枕部淋巴结肿大
丹痧	咽喉肿痛或伴腐烂、猩红色皮疹，杨梅舌，疹后脱皮
奶麻	淡粉红色斑丘疹，较麻疹少，发疹无序

考点　水痘

证型	证候	治法	方药
邪伤肺卫证	鼻塞流涕，喷嚏咳嗽，起病后 1～2 日出疹，疹色红润，疱浆清亮，分布稀疏	疏风清热，利湿解毒	银翘散
邪炽气营证	壮热不退，烦躁不安，口渴欲饮，面红目赤，疹色紫暗，疱浆浑浊，分布较密	清气凉营，解毒化湿	清胃解毒汤

考点　手足口病

证型	证候	治法	方药
邪犯肺脾证	身有微热，鼻塞流涕，手、足、臀部见散在的充血性丘疹及疱疹，口腔内见散在的丘疱疹，疱疹透亮	宣肺解表，清热化湿	甘露消毒丹
湿热蒸盛证	身热烦躁，口臭流涎，手、足、臀部见丘疱疹，分布稠密，疹色暗红，周围红晕，疱浆较浑	清热凉营，解毒祛湿	清瘟败毒饮

考点　痄腮

证型		证候	治法	方药
常证	邪犯少阳证	轻微发热恶寒，一侧或两侧身下腮部肿胀疼痛	疏风清热，散结消肿	柴胡葛根汤
	热毒蕴结证	高热，腮部肿胀，坚硬拒按	清热解毒，软坚散结	普济消毒饮
变证	邪陷心肝证	神昏嗜睡，项强抽搐	清热解毒，息风开窍	清瘟败毒散
	毒窜睾腹证	一侧或两侧睾丸肿胀疼痛	清肝泻火，活血止痛	龙胆泻肝汤

中医儿科学

第八单元 虫证

考点 蛔虫病

证型	证候	治法	方药
肠虫证	轻者 时有绕脐腹痛，食欲不振，日渐消瘦	驱蛔杀虫，调理脾胃	使君子散
	重者面色萎黄，精神萎靡，或恶心呕吐，或吐蛔虫，睡眠不安，寐中磨牙，嗜食异物，大便下虫		
蛔厥证	突发剧烈腹痛，以右胁下及胃脘部疼痛为主，恶心呕吐，常吐蛔虫，肢冷汗出	安蛔定痛，继之驱虫	乌梅丸
虫瘕证	突然阵发性脐腹剧烈疼痛，部位不定，腹部可扪及质软、无痛的可移动团块，大便不下或量少	行气通腑，散蛔驱虫	驱蛔承气汤

第九单元　其他疾病

考点　紫癜

证型	证候	治法	方药
风热伤络证	下肢及臀部多，呈对称分布，颜色鲜红	疏风清热，凉血安胎	银翘散
血热妄行证	斑色鲜红，鼻衄、齿衄，脉数有力	清热解毒，凉血止血	犀角地黄汤
气不摄血证	斑色淡紫，面色少华，神疲气短，饮食不振，头晕心悸	健脾养心，益气摄血	归脾汤
阴虚火旺证	鼻衄、齿衄，血色鲜红，低热盗汗，少寐，脉细数	滋阴降火，凉血止血	知柏地黄丸

考点 维生素 D 缺乏性佝偻病

特点	证型	证候	治法	方药
正在生长的骨骺端软骨板不能正常钙化，造成骨骼病变	肺脾气虚证	形体虚胖，肌肉松软，食欲不振	健脾补肺	人参五味子汤
	脾虚肝旺证	头部多汗，夜啼不宁，易惊多惕	健脾助运，平肝息风	益脾镇惊散
	肾精亏损证	有明显的骨骼改变（头颅方大）	补肾填精，佐以健脾	补肾地黄丸

考点　传染性单核细胞增多症

发病特点	证型	证候	治法	方药
发热，咽峡炎，淋巴结肿大，肝脾肿大，外周血中淋巴细胞增多，异型淋巴细胞增多	邪犯肺胃证	鼻塞流涕，头痛咳嗽，恶心呕吐，颈淋巴结轻度肿大	疏风清热，宣肺利咽	银翘散
	气营两燔证	壮热烦渴，乳蛾肿大，口疮口臭，面红唇赤	清气凉营，解毒化痰	普济消毒饮
	痰热流注证	热型不定，颈、腋、腹股沟处浅表淋巴结肿大，以颈部为重	清热化痰，通络散瘀	清肝化痰丸
	湿热蕴滞证	身热不扬，头身重痛，精神困倦，呕恶纳呆，渴不欲饮，面色苍黄	清热解毒，行气化湿	甘露消毒丹
	正虚邪恋证	神疲气弱，口干唇红	益气生津，兼清余热	气虚邪恋，竹叶石膏汤；阴虚邪恋，青蒿鳖甲汤、沙参麦冬汤

第 九 篇

针灸学

第一单元　经络系统

考点　十二经脉

十二经脉的体表分布规律

十二经脉	四肢	分布
三阴经	上肢	太阴在前，厥阴在中，少阴在后
	下肢	内踝上 8 寸以下：厥阴在前，太阴在中，少阴在后
		内踝上 8 寸以上：太阴在前，厥阴在中，少阴在后
三阳经	上肢、下肢	阳明在前，少阳在中，太阳在后

十二经脉的循行走向、交接规律 ★

分类	循行走向	交接规律
记忆点	手三阴从胸走手	阳经与阴经（互为表里）在手足末端相交
	手三阳从手走头	阳经与阳经（同名经）在头面部相交
	足三阳走头走足	相互衔接的阴经与阴经在胸中相交
	足三阴从足走腹	

针灸学

考点　奇经八脉

分类	基本功能
任脉	总任一身之阴经，称"阴脉之海"与女子妊娠有关，有"任主胞胎"之说
督脉	总督一身之阳经，称"阳脉之海"，与脑、脊髓、肾有密切联系
冲脉	调节十二经气血，称"十二经脉之海"，又称"血海"，同妇女的月经有关
带脉	约束纵行的诸脉，主司带下，固护胞胎
阴跷脉、阳跷脉	濡养眼目、司眼睑开合和下肢运动
阴维脉、阳维脉	阴维脉的功能是"维络诸阴"；阳维脉的功能是"维络诸阳"

第二单元　腧穴的主治特点

考点　主治特点

主治特点	治疗	规律
近治作用	局部及邻近组织器官	腧穴所在，主治所在
远治作用	远隔部位的组织器官	经脉所过，主治所及
特殊作用	①双向的良性调整作用。②相对特异的治疗	

第三单元　特定穴 ★

考点　背俞穴、募穴

五脏	背俞穴	募穴	六腑	背俞穴	募穴
肺	肺俞	中府	大肠	大肠俞	天枢
心	心俞	巨阙	小肠	小肠俞	关元
心包	厥阴俞	膻中	三焦	三焦俞	石门
脾	脾俞	章门	胃	胃俞	中脘
肾	肾俞	京门	膀胱	膀胱俞	中极
肝	肝俞	期门	胆	胆俞	日月

考点　八脉交会穴

八脉交会穴	所通八脉	八脉交会穴	所通八脉
公孙	冲脉	内关	阴维脉

针灸学

续表

八脉交会穴	所通八脉	八脉交会穴	所通八脉
外关	阳维脉	足临泣	带脉
后溪	督脉	申脉	阳跷脉
列缺	任脉	照海	阴跷脉

第四单元　腧穴的定位方法

考点　骨度分寸定位法★

部位	起止点	折量寸	说明
头面部	前发际正中至后发际正中	12	用于确定头部腧穴的纵向距离
	眉间（印堂）至前发际正中	3	用于确定前发际及其头部腧穴的纵向距离
	第7颈椎棘突下（大椎）至后发际正中	3	用于确定后发际及其头部腧穴的纵向距离
	两额角发际（头维）之间	9	用于确定头前部腧穴的横向距离
	耳后两乳突（完骨）之间	9	用于确定头后部腧穴的横向距离

部位	起止点	折量寸	说明
胸腹胁部	胸骨上窝（天突）至剑突尖	9	用于确定胸部任脉穴的纵向距离
	剑突尖至脐中	8	用于确定上腹部腧穴的纵向距离
	两肩胛骨喙突内侧缘之间	12	用于确定胸部腧穴的横向距离
	两乳头之间	8	用于确定胸腹部腧穴的横向距离
背腰部	肩胛骨内缘至后正中线	3	用于确定背腰部腧穴的横向距离
上肢部	腋前纹头至肘横纹（平尺骨鹰嘴）	9	用于确定上臂前侧及其内侧部腧穴的纵向距离
	腋后纹头至平尺骨鹰嘴（肘横纹）	9	用于确定上臂外侧及其后侧部腧穴的纵向距离
	肘横纹（平尺骨鹰嘴）至腕掌（背）侧远端横纹	12	用于确定前臂部腧穴的纵向距离

针灸学

续表

部位	起止点	折量寸	说明
下肢部	耻骨联合上缘至髌底	18	用于确定大腿部前部及其内侧部腧穴的纵向距离
	髌底至髌尖	2	
	髌尖（平膝中）至内踝尖	15	用于确定小腿内侧部腧穴的纵向距离
	胫骨内侧髁下方（阴陵泉）至内踝尖	13	用于确定小腿内侧部腧穴的纵向距离
	股骨大转子至腘横纹（平髌尖）	19	用于确定大腿部前外侧部腧穴的纵向距离
	臀沟至腘横纹	14	用于确定大腿后部腧穴的纵向距离
	腘横纹（平髌尖）至外踝尖	16	用于确定小腿外侧部及其后侧部腧穴的纵向距离
	内踝尖至足底	3	用于确定足内侧部腧穴的纵向距离

第五单元　十四经腧穴

考点　手太阴肺经腧穴

穴位	主治		定位
尺泽	①肺系实热性病证（鼻衄咯血、咳嗽气喘、咽喉肿痛）。②肘臂挛痛	急性吐泻、小儿惊风	肘横纹上，肱二头肌桡侧缘凹陷中
列缺	肺系疾患（咳嗽、气喘、咽痛）	头面疾患、手腕痛	腕掌侧远端横纹上 1.5 寸，拇短伸肌腱和拇长展肌腱之间，拇长展肌腱沟的凹陷中
太渊		无脉症、腕臂痛	桡骨茎突与舟状骨之间，拇长展肌腱尺侧凹陷中
鱼际	肺系热性病证	掌中热、小儿疳积	第 1 掌骨桡侧中点赤白肉际处
少商		高热、昏迷、癫狂、指肿、麻木	拇指末节桡侧，指甲根角侧上方 0.1 寸

针灸学

考点　手阳明大肠经腧穴

穴位	主治		定位
合谷	①五官疾病（头痛、目赤肿痛、鼻衄、齿痛、口眼歪斜、耳聋）。②热病。③上肢疼痛	①发热恶寒外感。②经闭、滞产。③针麻	手背，第2掌骨桡侧的中点
曲池	①上肢病证。②腹痛腹泻。③咽肿齿痛	①热病眩晕。②皮科（湿疹）。③癫狂	尺泽与肱骨外上髁连线中点凹陷
肩髃	肩、上肢病证，瘾疹，瘰疬		肩峰外缘前端与肱骨大结节两骨间凹陷中
迎香	鼻病，口歪，胆道蛔虫症		鼻翼外缘中点旁，鼻唇沟中

考点　手厥阴心包经腧穴

穴位	主治		定位
曲泽	心胸病证	胃痛呕吐，热病中暑	肱二头肌腱的尺侧凹陷
内关	①心与神志疾患。②胃痛呕吐。③肘臂挛痛	中风头痛	腕掌侧远端横纹上2寸

穴位	主治	定位
劳宫	急症（中风、昏迷、中暑），心与神志疾患，口疮口臭，鹅掌风	握拳，中指尖下

考点 手太阳小肠经腧穴

穴位	主治		定位
少泽	乳痈、乳少，热病昏迷，头面五官病		小指末节尺侧，指甲根上0.1寸
后溪	肩肘腰背痛	盗汗，疟疾	手内侧，第5掌指关节尺侧近端赤白肉际凹陷中
养老		目视不明	腕背横纹上1寸，尺骨头桡侧凹陷
天宗	肩胛疼痛，乳痈，气喘		肩胛冈中点与肩胛下角连线上1/3与下2/3交点凹陷中
听宫	齿痛，耳鸣、耳聋，癫狂痫		耳屏正中与下颌髁状突之间的凹陷

考点 手少阳三焦经腧穴

穴位	主治		定位
中渚	五官病证，消渴，肩臂痛，疟疾		第 4 掌指关节近端凹陷
外关	热病，耳鸣耳聋，胁肋痛，瘰疬	上肢不遂	腕背横纹上 2 寸，上尺、桡骨正中间
支沟		便秘	腕背横纹上 3 寸
肩髎	肩臂不遂，风疹		肩峰角与肱骨大结节两骨凹陷
翳风	耳聋耳鸣，口眼歪斜，牙闭颊肿		耳垂后方，乳突下端前方凹陷处
丝竹空	头痛，目赤肿痛，齿痛，癫痫		眉梢凹陷处

考点 手少阴心经腧穴

穴位	主治		定位	
通里	心病	舌强不语，腕臂痛	腕掌侧远端横纹上 1 寸	尺侧腕屈肌腱桡侧
神门	心与神志病证	高血压，胸胁痛	腕掌侧远端横纹尺侧端	
少冲		热病，目赤、胸胁痛	小指末节桡侧，指甲根上 0.1 寸	

考点 足少阴肾经腧穴

穴位	主治			定位
涌泉	肺系病证		急症、神志病证，奔豚气，足心热	足心最凹陷处
太溪		妇科男科病证	五官热性病证，消渴，腰脊足踝痛、下肢厥冷	内踝尖与跟腱之间的凹陷处
照海			五官热性病证，精神神志病证	内踝尖下1寸，内踝下缘边际凹陷处

考点 足太阴脾经腧穴

穴位	主治		定位
隐白	脾胃病证	妇科病，出血证，癫狂多梦，惊风	大趾末节内侧，趾甲根后0.1寸
公孙	脾胃肠病证	心烦失眠，狂证，奔豚气	第1跖骨基底部前下方赤白肉际处
三阴交	脾胃病证妇科病证下肢痿痹	①不孕，滞产。②心悸失眠。③阴虚诸证。④湿疹，荨麻疹。⑤遗精，遗尿	内踝尖上3寸，胫骨后缘
阴陵泉		小便不利，水肿，黄疸，遗精，遗尿	胫骨内侧髁下缘与胫骨内侧缘之间的凹陷
血海	妇科病，湿疹，丹毒，膝骨内侧痛		髌底内侧端上2寸，股内肌隆起处

针灸学

考点　足厥阴肝经腧穴

穴位	主治		定位
大敦	妇科、男科病证，泌尿系病证	癫痫	足大趾末节外侧，趾甲根后 0.1 寸
太冲	妇科、男科，下肢痿痹，肝经风热证，肝胃病证		第 1、2 跖骨，跖骨底结合部前方凹陷处
期门	肝胃病证，奔豚气，乳痈		胸部，第 6 肋间隙，正中线旁开 4 寸

考点　足阳明胃经腧穴

穴位	主治		定位	
地仓	面口病证（口歪、齿痛、牙关不利、颊肿）		口角旁 0.4 寸	
颊车			下颌角前上方一横指	
下关		耳聋耳鸣	颧弓下缘中央与下颌切迹之间凹陷处	
天枢	月经不调、痛经	便秘、泄泻等脾胃肠病证	前正中线旁开 2 寸	横平脐中
归来		疝气，小腹胀痛		脐中下 4 寸

穴位	主治			定位	
足三里	胃肠病证，下肢痿痹		神志病，乳痈肠痈，强壮保健	犊鼻下 3 寸	犊鼻与解溪连线上
上巨虚				犊鼻下 6 寸	
条口		肩臂痛		犊鼻下 8 寸	
丰隆		头痛眩晕、癫狂，咳嗽、痰多等痰饮病证		外踝尖上 8 寸，胫骨前肌的外缘	
内庭	五官、胃肠病证，足背肿痛，热病			第 2、3 趾间，趾蹼缘后方赤白肉际处	

考点 足太阳膀胱经腧穴

足太阳膀胱经腧穴（一）★

穴位	主治			定位
睛明	目疾	急性腰扭伤	心悸、怔忡	目内眦内上方眶内凹陷
攒竹			眉棱骨痛，呃逆	眉头凹陷

针灸学

续表

穴位	主治		定位	
肺俞	肺疾	阴虚病证，皮肤病	T_3 棘突下	后正中线旁开1.5寸
心俞		心与神志病证，盗汗遗精	T_5 棘突下	
膈俞	上逆之证，血证，阴虚病证，皮肤病		T_7 棘突下	
肝俞	肝胆病证，目疾，癫狂痫，脊背痛		T_9 棘突下	
脾俞	胃肠疾患，多食消瘦，背痛		T_{11} 棘突下	
肾俞	腰痛腹泻	头晕耳鸣，男科、妇科病证	L_2 棘突下	
大肠俞			L_4 棘突下	
次髎	男科、妇科病证，小便不利，腰骶痛，下肢痿痹		第2骶后孔	

足太阳膀胱经腧穴（二）

穴位	主治		定位
委中	腰腿痛，小便不利	急性吐泻，丹毒疔疮	腘横纹中点
承山	腰腿痛，便秘痔疮	腹痛疝气	腓肠肌两肌腹与肌腱交角

穴位	主治		定位
昆仑	头痛目眩，癫狂痫，腰腿痛	后头痛、项强、滞产	外踝尖与跟腱之间凹陷处
申脉			外踝下缘与跟骨间凹陷处
至阴	头痛目痛，胎位不正、滞产，鼻塞鼻衄		足小趾末节外侧，趾甲根角侧后方0.1寸

考点 足少阳胆经腧穴

穴位	主治		定位
阳白	前额痛，眩晕	眼睑眴动，视物模糊	眉上1寸，瞳孔直上
风池	头痛，眩晕等头部病证	内风、外风、目赤肿痛、鼻衄、咽痛、颈项强痛	颈后区，枕骨之下，胸锁乳突肌上端与斜方肌上端间的凹陷中
肩井		肩背疼痛，瘰疬、乳痈、乳少、难产	肩胛区，第7颈椎棘突下与肩峰最外侧点连线的中点

续表

穴位		主治	定位
环跳	下肢痿痹	风疹	股骨大转子最凸点与骶管裂孔连线外 1/3 与内 2/3 交点处
阳陵泉		黄疸、口苦、呕吐、胁痛，小儿惊风	小腿外侧，腓骨小头前下凹陷中
悬钟		中风、颈椎病，项强，胁痛，脚气	外踝尖上 3 寸，腓骨前缘
丘墟		偏头痛，胸胁胀痛，疟疾	外踝前下方，趾长伸肌腱外侧凹陷中

考点　督脉腧穴

穴位		主治	定位	
腰阳关		腰脊痛，下肢痿痹，妇科、男科病证	L_4 棘突下	后正中线
大椎	项脊痛	身热外感，骨蒸潮热，风疹痤疮	C_7 棘突下	
哑门	神志病证	舌强不语	C_2 棘突上	

穴位	主治	定位
百会	头面病证，神志病证，痴呆健忘，中风失语，下陷性病证	前发际正中直上 5 寸
水沟	急危重症，神志病证，鼻口病证，闪挫腰痛，风水面肿	人中沟上 1/3 与中 1/3 交点处
印堂	痴呆健忘，头痛眩晕，鼻病，小儿惊风，产后血晕，子痫	两眉内侧中间的凹陷中

考点 任脉腧穴

穴位	主治		定位	
中极	妇科、男科病证，泌尿系统病证		脐下 4 寸	前正中线上
关元		元气虚损病证，肠腑病证，保健灸常用穴	脐下 3 寸	
气海			脐下 1.5 寸	
神阙	元阳暴脱，肠腑病证，保健灸常用穴，水肿、小便不利		脐中央	
中脘	腹痛、腹胀、呕吐、胃痛、黄疸，癫狂，脏躁，失眠，哮喘		脐上 4 寸	
膻中	①胸中气机不畅（咳喘、闷痛、呃逆）。②乳少、乳痈、乳癖		第 4 肋间隙	
廉泉	咽喉口舌病证（中风失语，吞咽困难，口舌生疮）		舌骨上缘凹陷处	

针灸学

考点　奇穴

穴位		主治		定位	
太阳		①头痛眩晕。②目疾	面瘫面痛	眉梢与目外眦之间，向后约一横指凹陷处	
夹脊	上胸部	心肺、上肢病证		后正中线旁0.5寸	T_{1-5}棘突下，一侧17穴
	下胸部	胃肠病证			
	腰部	腰腹、下肢病证			
外劳宫		①落枕。②手臂肿痛。③脐风		手背	2、3掌骨间，掌指关节后0.5寸
十宣		①昏迷癫痫。②高热咽痛。③手指麻木		手指	十指尖端，距指甲游离缘0.1寸
内膝眼		①膝痛，腿痛。②脚气		屈膝，髌韧带内侧凹陷处的中央	
胆囊		急慢性胆囊炎	下肢痿痹	腓骨小头直下2寸	

第六单元　毫针刺法

考点　针刺准备

针刺体位

体位	适用部位
仰卧位	头、面、胸、腹部脑穴和上、下肢

体位	适用部位
侧卧位	身体侧面少阳经和上、下肢
俯卧位	头、项、脊背、腰骶部和下肢背侧及上肢
仰靠坐位	前头、颜面和颈前
俯伏坐位	后头和项、背部
侧伏坐位	头部的一侧、面颊及耳前后

考点 进针方法

进针方法	适用的针具/适用部位
指切进针法	短针
夹持进针法	长针
舒张进针法	皮肤松弛部位
提捏进针法	皮肉浅薄部位，如印堂穴

考点 针刺角度

分类	概念	应用
直刺	针身与皮肤呈90°	人体大部分

针灸学

续表

分类	概念	应用
斜刺	针身与皮肤呈 45°	肌肉浅薄处或深部有重要脏器
平刺	针身与皮肤呈 15°	皮薄肉少部位

考点 针刺补泻

补泻手法	补法	泻法
捻转补泻	捻转角度小，用力轻，频率慢，操作时间短，结合拇指向前用力重、向后用力轻者	捻转角度大，用力重，频率快，操作时间长，结合拇指向后用力重、向前用力轻者
提插补泻	先浅后深，重插轻提，提插幅度小，频率慢，操作时间短者	先深后浅，轻插重提，提插幅度大，频率快，操作时间长者
平补平泻	进针得气后均匀地提插、捻转后即可出针	

第七单元　灸法

考点　间接灸

间接灸分类	功效	主治
隔姜灸	温胃止呕，散寒止痛	因寒而致的呕吐、腹痛以及风寒痹痛
隔蒜灸	清热，解毒，杀虫	肿疡初起，瘰疬、肺痨
隔盐灸	回阳，救逆，固脱	伤寒阴证，吐泻并作，中风脱证
隔附子饼灸	温肾壮阳	命门火衰而致的阳痿、早泄或疮疡久溃不敛

第八单元　内科病证的针灸治疗

考点　头痛★

治法	调和气血，通络止痛
主穴	百会、风池、阿是穴、合谷

针灸学

续表

配穴	太阳头痛	天柱、后溪、昆仑
	阳明头痛	阳白、内庭
	少阳头痛	率谷、外关、足临泣
	厥阴头痛	四神聪、太冲、内关
	风寒头痛	风门、列缺
	风热头痛	曲池、大椎
	风湿头痛	头维、阴陵泉
	肝阳头痛	太溪、太冲
	痰浊头痛	中脘、丰隆
	瘀血头痛	血海、膈俞
	血虚头痛	脾俞、足三里
	肾精不足	肾俞、太溪、三阴交

考点　面瘫★

治法	祛风通络，疏调经筋	
主穴	攒竹、阳白、四白、颧髎、颊车、地仓、翳风、合谷、太冲	
配穴	风寒外袭	风池、风府
	风热侵袭	外关、关冲
	气血不足	足三里、气海
	眼睑闭合不全	鱼腰、申脉
	鼻唇沟变浅	迎香
	人中沟歪斜	水沟
	颏唇沟歪斜	承浆
	乳突部疼痛	翳风
	舌麻、味觉减退	廉泉、足三里
	听觉过敏	听宫、中渚

考点　中风★

中风中经络、中脏腑的治法和主穴

分类	中风——中经络	中风——中脏腑	
治法	疏通经络，醒脑调神	闭证：平肝息风，醒脑开窍	脱证：回阳固脱

续表

分类	中风——中经络	中风——中脏腑	
主穴	水沟、内关、三阴交、极泉、尺泽、委中	水沟、十二井、太冲、丰隆、劳宫	关元、神阙

中风——中经络的配穴

	肝阳暴亢：太冲、太溪	上肢不遂：肩髃、曲池、手三里、合谷		口角歪斜：地仓、颊车、合谷、太冲
配穴	风痰阻络：丰隆、风池	下肢不遂：环跳、足三里、风市、阳陵泉、悬钟、太冲		语言謇涩：廉泉、通里、哑门
	痰热腑实：曲池、内庭、丰隆	肢体拘挛	肘部：曲泽	吞咽困难：廉泉、金津、玉液
			腕部：大陵	
	气虚血瘀：气海、血海、足三里		膝部：曲泉	
			踝部：太溪	
			足内翻：丘墟透照海	
	阴虚风动：太溪、风池		足外翻：太溪、中封	
			足下垂：解溪	

考点　眩晕

分类	实证		虚证
治法	平肝潜阳，化痰定眩		益气养血，填精定眩
主穴	百会、风池、太冲、内关		百会、风池、肝俞、肾俞、足三里
配穴	肝阳上亢：行间、侠溪、太溪		气血两虚：气海、脾俞、胃俞
	痰湿中阻：头维、中脘、丰隆		肾精不足：太溪、悬钟、三阴交

考点　不寐

治法	舒脑宁心，安神利眠	
主穴	百会、安眠、神门、三阴交、照海、申脉	
配穴	心脾两虚	心俞、脾俞
	心肾不交	太溪、肾俞
	心胆气虚	心俞、胆俞
	肝火扰神	行间、侠溪
	脾胃不和	足三里、内关
	噩梦多	厉兑、隐白
	头晕	风池、悬钟
	重症不寐	夹脊、四神聪

针灸学

考点 感冒

治法	祛风解表	
主穴	列缺、合谷、风池、大椎、太阳	
配穴	风寒感冒	风门、肺俞
	风热感冒	曲池、尺泽
	夹湿	阴陵泉
	夹暑	委中
	体虚感冒	足三里
	咽喉疼痛	少商、商阳
	鼻塞	迎香
	全身酸楚	身柱

考点 胃痛

治法	和胃止痛
主穴	中脘、内关、足三里

	寒邪客胃：胃俞
	饮食伤胃：梁门、下脘
	肝气犯胃：期门、太冲
配穴	瘀血停胃：膈俞、三阴交
	脾胃虚寒：脾俞、胃俞、关元
	胃阴不足：胃俞、三阴交、内庭

考点 便秘

治法	理肠通便
主穴	天枢、大肠俞、上巨虚、支沟
	热秘：曲池、内庭
	冷秘：神阙、关元
配穴	气秘：太冲、中脘
	虚秘：足三里、脾俞、气海
	阴伤津亏：照海、太溪

针灸学

考点 腰痛

治法	通经止痛	
主穴	大肠俞、阿是穴、委中	
配穴	督脉病证	后溪
	足太阳经证	申脉
	寒湿腰痛	命门、腰阳关
	瘀血腰痛	膈俞、次髎
	肾虚腰痛	肾俞、太溪

考点 痹证

治法	通络止痛	
主穴	阿是穴、局部经穴	
配穴	行痹	膈俞、血海
	痛痹	肾俞、关元
	着痹	阴陵泉、足三里
	热痹	大椎、曲池

第九单元 妇儿科病证、皮外伤科病证的针灸治疗

考点 痛经

证型	实证	虚证
治法	行气活血，调经止痛	调补气血，温养冲任
取经	任脉、足太阴经	
		足阳明经
主穴	中极、地机、三阴交、次髎、十七椎	关元、足三里、三阴交、次髎、十七椎
配穴	气滞血瘀：太冲、血海	气血虚弱：气海、脾俞
	寒凝血瘀：关元、归来	肾气亏虚：太溪、肾俞

考点 遗尿

治法	调理膀胱，温肾健脾
主穴	关元、中极、膀胱俞、三阴交

	肾气不足	肾俞、命门、太溪
配穴	脾肺气虚	肺俞、气海、足三里
	肝经郁热	行间、阳陵泉
	夜梦多	百会、神门

考点　落枕

治法	舒经活络，调和气血	
主穴	外劳宫、天柱、阿是穴、后溪、悬钟	
配穴	病在督脉、太阳经	大椎、束骨
	病在少阳经	肩井、外关
	风寒袭络	风池、合谷
	气滞血瘀	内关、合谷
	肩痛	肩髃
	背痛	天宗

第十篇

内科学

第一单元 呼吸系统疾病

考点 慢性阻塞性肺疾病 ★

病因	吸烟（最重要的环境发病因素）		
临床分级	Ⅰ级	$FEV_1/FVC < 70\%$，$FEV_1\%$预计值≥80%	
	Ⅱ级	$FEV_1/FVC < 70\%$，$80\% > FEV_1\%$预计值≥50%	
	Ⅲ级	$FEV_1/FVC < 70\%$，$50\% > FEV_1\%$预计值≥30%	
	Ⅳ级	$FEV_1/FVC < 70\%$，$FEV_1\%$预计值<30%	
临床表现	症状	①慢性咳嗽。②咳痰。③气短及呼吸困难。④喘息和胸闷	
	体征	肺气肿体征：桶状胸，呼吸浅快，语颤减弱，叩诊呈过清音，心浊音界减小，肺下界和肝浊音界下降，呼吸音减弱，呼吸延长	
治疗	稳定期	①支气管扩张药：β_2肾上腺素受体激动药、抗胆碱能药、茶碱类药。②祛痰药：盐酸氨溴索、N－乙酰半胱氨酸。③健康教育与戒烟。④康复治疗。⑤其他药物：磷酸二酯酶－4抑制剂、免疫调节剂等	糖皮质激素，氧疗
	急性加重期	①控制感染。②支气管扩张药：短效β_2受体激动剂。③其他治疗：盐酸氨溴索等祛痰，维持水、电解质、酸碱平衡，机械通气	

考点 慢性肺源性心脏病

病因			慢性支气管、肺疾病（最常见），严重的胸廓畸形，肺血管疾病等	
临床表现	肺、心功能代偿期（缓解期）		同 COPD	
	肺、心功能失代偿期（急性加重期）	呼吸衰竭	低氧血症	胸闷、心悸、心率增快和紫绀等
			二氧化碳潴留	头痛多汗，夜间失眠，日间嗜睡
		右心衰竭	症状	心悸，腹胀痛，食欲不振，少尿
			体征	颈静脉怒张，肝大伴触痛，肝–颈静脉反流征阳性，下肢水肿，腹水
并发症			肺性脑病；酸碱平衡失调；房性快速性心律失常；休克；消化道出血；功能性肾衰竭；弥散性血管内凝血等	
检查			①X 线片：肺动脉高压征。②心电图：右心室肥大。③血气分析：低氧血症，二氧化碳潴留。④血液分析：红细胞及血红蛋白升高。⑤血液生化：低钾血症、低钠低氯血症等	
治疗	肺、心功能失代偿期		控制感染：青霉素类、氨基糖苷类、氟喹诺酮类、头孢菌素类；纠正呼吸衰竭，改善呼吸功能；控制心力衰竭：利尿剂，强心剂，血管扩张剂；控制心律失常；糖皮质激素；抗凝治疗等	
	缓解期		呼吸生理治疗，增强机体免疫力和长期家庭氧疗	

考点 支气管哮喘 ★

发病机制		气道免疫—炎症机制、神经调节机制
临床表现		发作性伴有哮鸣音的呼气性呼吸困难
并发症	发作期	自发性气胸、纵隔气肿、肺不张、急性呼吸衰竭等
	晚期	慢性肺心病、支气管扩张症、间质性肺炎等
诊断标准		反复发作喘息、气急、胸闷或咳嗽
		双肺散在或弥漫性、以呼气相为主的哮鸣音，呼气相延长
		上述症状可经治疗缓解或自行缓解
		除外其他疾病引起的喘息、气急、胸闷、咳嗽
		下列 3 项中至少 1 项阳性：①支气管激发试验阳性。②支气管舒张试验阳性。③平均昼夜 PEF 变异率 > 10% 或 PEF 周变异率 > 20%
治疗		脱离变应原（最有效）
		药物治疗：①β_2 受体激动剂（首选）。②茶碱类。③抗胆碱药（夜间哮喘 + 多痰者）。④糖皮质激素（最有效的药物）。⑤白三烯调节药（轻度哮喘）。⑥生物制剂（主要用于重度哮喘的附加治疗）
		分期治疗：急性发作期的治疗、慢性持续期的治疗

考点 肺炎

肺炎链球菌肺炎★

病因		肺炎链球菌为革兰阳性球菌
病机		①呼吸道防御机制及黏膜受损。②全身免疫功能低下
临床表现	病史	冬春季易发，有淋雨、受凉、劳累、病毒感染等诱因
	症状	突然起病，寒战、高热、咳嗽、胸痛、咳铁锈色痰、呼吸困难
	体征	急性热病病容，肺实变征：患侧呼吸减弱、语颤增强、叩诊浊音、呼吸音减低
并发症		脓胸、胸膜炎、心肌炎、脑膜炎、关节炎、感染性休克
检查		①白细胞↑。②痰涂片见革兰染色阳性、带荚膜的肺炎链球菌。③X线见密度增高的片状阴影
治疗	抗菌治疗	青霉素G（首选）
	对症治疗	高热→物理降温；气急发绀→吸氧；咳痰困难→溴己新；剧烈胸痛→热敷
	感染性休克	①一般处理：平卧，吸氧，监测生命体征。②补充血容量（重要措施）。③纠正水、电解质和酸碱平衡。④糖皮质激素。⑤血管活性药物。⑥控制感染。⑦防治心肾功能不全及并发症

肺炎支原体肺炎

病因	肺炎支原体是介于细菌和病毒之间、兼性厌氧、能独立生活的最小微生物	
临床表现	症状	乏力、咽痛、头痛、咳嗽（阵发性刺激性呛咳）、发热、食欲不振、腹泻、肌痛、耳痛等
	体征	咽部充血
检查	①X线显示多种形态的浸润影，呈节段性分布，肺下叶多见。②白细胞总数正常或略增高。③冷凝集试验阳性、链球菌 MG 凝集试验阳性。④直接检测呼吸道标本中肺炎支原体抗原，用于早期快速诊断	
诊断	阵发性刺激性呛咳＋X线表现＋血清学检查诊断。培养分离出肺炎支原体可确诊；血清抗体有 4 倍增高者对诊断有意义	
治疗	具有自限性。抗感染治疗首选大环内酯类抗菌药（红霉素、罗红霉素和阿奇霉素）。对症治疗	

内科学

考点 原发性支气管肺癌

病因		①吸烟。②职业致癌因子。③空气污染。④电离辐射、病毒感染等
临床表现	原发症状	①无痰或少痰的刺激性干咳（常见早期症状）。②血痰或咯血（中央型肺癌多见）。③气短或喘鸣：呼吸困难、气短、喘息，偶尔表现喘鸣。④发热、体重下降
	局部扩展	①胸痛。②吸气性呼吸困难。③咽下困难。④声音嘶哑。⑤上腔静脉压迫综合征。⑥Horner 综合征
	肺外症状	①杵状指和肥大性骨关节病。②高钙血症。③男性乳房发育。④Cushing 综合征。⑤稀释性低钠血症。⑥神经肌肉综合征。⑦类癌综合征
检查		X 线检查，痰脱落细胞检查（早期诊断），支气管镜检查（确诊肺癌），肿瘤标志物检查，放射性核素扫描检查等

鉴别诊断	肺结核	持续性发热，全身中毒症状，痰液检出结核菌，X 线片有结核灶，抗结核药物治疗有效
	肺炎链球菌肺炎	寒战高热，咳铁锈色痰，血白细胞↑，抗生素治疗有效
	肺脓肿	中毒症状明显，咳大量脓臭痰，X 线片呈薄壁空洞。癌性空洞常先有肿瘤症状，后出现继发感染的症状
	结核性胸膜炎	胸腔积液多透明，草黄色，有时为血性。癌性胸水增长迅速，以血性多见
治疗	①手术治疗（非小细胞肺癌的主要治法）。②化疗（小细胞肺癌最敏感）。③放疗。④介入治疗	

考点 慢性呼吸衰竭★

病因	支气管-肺疾病（主要病因）。②胸廓和神经肌肉病变
发病机制	①肺通气不足。②通气/血流比例失调。③肺动-静脉样分流。④弥散障碍。⑤机体氧耗量增加
病理生理	主要为低氧血症与高碳酸血症对机体的影响

内科学

临床表现	①呼吸困难（最早）。②发绀。③精神神经症状：注意力不集中、智能及定向力障碍等。④循环系统：血压↑、心动过速等。⑤消化道出血、黄疸等；⑥泌尿系统：蛋白尿、氮质血症等		
诊断	病史	有慢性支气管－肺疾患导致呼吸功能障碍的原发疾病史	
	临床表现	缺氧和/或二氧化碳潴留	
	动脉血气分析	PaO_2 低于 60mmHg，伴或不伴有 $PaCO_2$ 超过 50mmHg，即可确立诊断	
治疗	保持呼吸道通畅		
	氧疗	吸氧浓度	使 PaO_2 达到 60mmHg 以上/SaO_2 达到 90% 以上，$PaCO_2$ 无明显上升
		氧疗原则	吸氧浓度控制在 25%~29%
		给氧方式	经鼻导管吸氧，通常氧流量 1~2L/min
	增加通气量，减少 CO_2 潴留	应用呼吸兴奋剂、机械通气	
	纠正酸碱平衡失调和电解质紊乱，控制感染		
	并发症治疗	肺性脑病：脱水降颅压（甘露醇、山梨醇等）	
		上消化道出血：输血治疗，静脉滴注质子泵抑制剂	

第二单元　循环系统疾病

考点　慢性心力衰竭 ★

分类		左心衰竭	右心衰竭
主要表现		以肺淤血及心排血量降低表现为主	以体循环淤血的表现为主
具体表现	症状	劳力性呼吸困难、夜间阵发性呼吸困难、端坐呼吸、急性肺水肿（心源性哮喘），乏力，焦虑，尿量减少等	胃肠道及肝脏淤血引起腹胀、食欲减退、上腹隐痛
	体征	①肺部湿性啰音。②心脏扩大、肺动脉瓣区第二心音亢进及舒张期奔马律	①颈静脉征：颈静脉搏动增强、充盈、怒张（主要体征）。②肝大。③压陷性水肿。④三尖瓣关闭不全的反流性杂音。⑤发绀。⑥胸腔或腹腔积液
鉴别		心源性哮喘多见于老年人，肺部有干、湿性啰音，咳粉红色泡沫痰	
		支气管哮喘多见于青少年有过敏史者，发作时双肺可闻及典型哮鸣音，咳白色黏痰	

续表

分类	左心衰竭	右心衰竭
治疗	病因治疗：①治疗原发病。②消除诱因	
	一般治疗：①休息。②控制钠盐摄入。③监测体重	
	药物治疗：①利尿药：氢氯噻嗪、呋塞米、螺内酯。②血管紧张素转换酶抑制剂、血管紧张素受体抑制剂、醛固酮受体拮抗剂。③β受体阻滞剂。④正性肌力药：洋地黄类。⑤血管扩张药：仅在伴心绞痛或高血压的患者考虑应用	

考点 心律失常

心律失常的分类

按照发生机制分类	冲动形成异常	窦性心动过速、窦性心动过缓、过早搏动、心动过速、扑动与颤动
	冲动传导异常	干扰及干扰性房室脱节（生理性）、传导阻滞、房室间传导途径异常
	自律性与传导性并存的心律失常	并行心律、异位节律伴传导阻滞、混合性心律失常
	起搏器心律失常	起搏异常、感知功能异常、起搏器诱发的心律失常

按照心率快慢分类	快速性心律失常	过早搏动、心动过速、扑动与颤动
	缓慢性心律失常	窦性心动过缓、窦性停搏、病态窦房结综合征、传导阻滞
按照心律失常对预后的影响分类	良性、潜在恶性、恶性心律失常	

考点 快速性心律失常

快速性心律失常的临床表现

	症状	体征
过早搏动	无症状或有心悸或心跳暂停感	$S_1\uparrow$，$S_2\downarrow$，之后有较长的停歇
心房颤动	心悸、头晕、胸闷	S_1 强度不等，心律绝对不齐，脉搏短绌

内科学

过早搏动的心电图诊断★

分类	房性过早搏动	房室交界性过早搏动	室性过早搏动
心电图诊断	提前出现的 P′ 波与窦性 P 波形态各异	提前出现的室上性 QRS 波群前无相关 P 波	提前出现的 QRS 波群前无相关 P 波
	P′R 间期≥0.12s	若有逆行 P 波,可在 QRS 波群之前、之中、之后	提前出现的 QRS 波群宽大畸形,时限≥0.12s,T 波与 QRS 波主波方向相反
	提前出现的 QRS 波群形态正常		
	代偿间歇不完全	代偿间歇多完全	代偿间歇完全

心房颤动的心电图诊断★

分类	房颤
心电图诊断	①P 波消失,代之以小而不规则的 f 波（350～600 次/分）。②心室率极不规则。③QRS波群形态正常

考点　心脏骤停与复苏

病因		冠心病是最常见原因
临床表现	前驱期	心绞痛、胸闷、心悸加重和易于疲劳等
	终末事件期	突发持续而严重的胸痛伴显著呼吸困难，心悸或眩晕等。心率↑和室性异位搏动增加最为常见
	心脏骤停期	①心音消失，大动脉搏动消失，血压测不出。②突然意识丧失/伴短暂抽搐。③停止呼吸。④皮肤发绀。⑤昏迷。⑥瞳孔散大
	生物学死亡期	躯体冰冷、僵硬，出现皮下瘀斑等
复苏程序	初级心肺复苏	心跳呼吸停止的判断、胸外按压、畅通气道、人工呼吸
	高级心肺复苏	电击除颤、气管插管、建立静脉通路及复苏药物（首选肾上腺素）
	心脏搏动恢复后处理	维持有效循环、维持有效呼吸、防治脑缺氧和脑水肿、维持水电解质和酸碱平衡、防治急性肾损伤

内科学

考点 原发性高血压

原发性高血压的临床表现、并发症、实验室检查

临床表现	症状	一般症状	头痛、头昏、颈项板紧、疲劳、心悸
		受累器官症状	①心：心功能不全表现、冠心病。②脑：脑出血和脑梗死（高血压最主要并发症）。③肾：多尿、夜尿增多，继而出现肾功能不全。④眼底血管受累，出现视力进行性减退
		体征	颈部血管杂音、主动脉瓣第二心音亢进、收缩期杂音或收缩早期喀喇音
并发症			脑血管并发症（最常见）、心力衰竭、心绞痛、心肌梗死、慢性肾衰竭、视网膜动脉硬化、主动脉夹层、高血压亚急症等
实验室检查			①尿常规：少量蛋白、红细胞，偶有透明管型和颗粒管型。②肾功能：血肌酐↑、尿素氮↑、尿酸↑。③血脂测定：血清总胆固醇↑、甘油三酯↑、低密度脂蛋白胆固醇↑。④血糖：空腹和餐后 2 小时血糖及胰岛素水平↑。⑤眼底检查：可出现血管病变及视网膜病变，有出血、渗出、视乳头水肿

原发性高血压的诊断

分类	收缩压（mmHg）		舒张压（mmHg）
正常血压	<120	和	<80
正常高值	120～139	和/或	80～89
高血压	≥140	和/或	≥90
1级高血压（轻度）	140～159	和/或	90～99
2级高血压（中度）	160～179	和/或	100～109
3级高血压（重度）	≥180	和/或	≥110
单纯收缩期高血压	≥140	和	<90
诊断要点：未使用降压药物的情况下，非同日3次测量血压，收缩压≥140mmHg 和/或舒张压≥90mmHg			

原发性高血压的药物治疗

分类	常用药物	适应证
利尿剂	噻嗪类：氢氯噻嗪、氯噻酮等	

内科学

分类	常用药物	适应证
β受体阻滞剂	美托洛尔、比索洛尔等	轻、中度高血压，尤其是静息心率较快或合并心绞痛及心肌梗死后患者
钙拮抗剂	二氢吡啶类：氨氯地平、非洛地平、硝苯地平等；非二氢吡啶类：维拉帕米等	各种程度高血压，尤其是老年人高血压或合并稳定型心绞痛。周围血管疾病、糖尿病及合并肾脏损害的患者均可用
血管紧张素转换酶抑制剂	卡托普利、依那普利、苯那普利、福辛普利等	伴有心力衰竭、心肌梗死后、糖耐量异常或糖尿病肾病的高血压患者
血管紧张素Ⅱ受体阻滞剂	氯沙坦、缬沙坦、厄贝沙坦、替米沙坦、坎地沙坦和奥美沙坦等	
血管紧张素受体脑啡肽酶抑制剂（ARNI）	沙库巴曲缬沙坦	与 ACEI 相似

分类	常用药物	适应证
α_1受体阻滞剂	哌唑嗪、特拉唑嗪等	伴高脂血症或前列腺肥大的患者，难治性高血压患者
其他降压药物	直接肾素抑制剂、盐皮质激素受体拮抗剂、内皮素双受体拮抗剂	

考点 稳定型心绞痛

临床表现	症状	发作性胸痛	①部位：主要在胸骨体上段或中段，有手掌大小范围，常放射至肩、左臂内侧，达无名指和小指。②性质：常为压迫、压榨或紧缩性。③诱因：发作常由体力劳动或情绪激动所激发。④持续时间：一般 3~5 分钟
	体征		发作时常见心率↑、血压↑、皮肤湿冷或出汗，有时出现第四/第三心音奔马律。暂时性心尖部收缩期杂音，第二心音分裂及交替脉
检查			发作时心电图检查可见 ST 段压低≥0.1mV，T 波倒置

内科学

续表

分级	①Ⅰ级：一般体力活动不受限，仅在强、快或持续用力时发生心绞痛。②Ⅱ级：一般体力活动轻度受限，一般情况下平地步行200m以上或登楼一层以上受限。③Ⅲ级：一般体力活动明显受限，一般情况下平地步行200m，或登楼一层引起心绞痛。④Ⅳ级：轻微活动或休息时即可发生心绞痛	
治疗	发作时的治疗	①发作时立刻休息。②药物治疗：硝酸甘油、硝酸异山梨酯舌下含化

考点 急性 ST 段抬高型心肌梗死

急性 ST 段抬高型心肌梗死的临床表现

先兆	以新发生心绞痛和原有心绞痛加重最常见
症状	①疼痛：最先出现，程度重，持续时间长，休息或硝酸甘油无效。②全身症状：发热、心动过速。③胃肠道症状。④心律失常：室性心律失常最多。⑤低血压和休克。⑥心力衰竭：主要是急性左心衰竭。为心梗后心脏舒缩功能减弱或室壁运动不协调所致
体征	①心脏体征：心界扩大，心率增快或减慢，心尖部第一心音减弱，可有各种心律失常。②血压降低

实验室检查	心肌酶谱：肌红蛋白、肌钙蛋白、CK－MB 升高
	血象：白细胞↑，中性粒细胞↑，嗜酸性粒细胞↓，血沉加快

急性 ST 段抬高型心肌梗死定位和定范围

部位	特征性 ECG 改变导联	对应性改变导联
前间壁	$V_1 \sim V_3$	
局限前壁	$V_3 \sim V_5$	
前侧壁	$V_5 \sim V_7$、Ⅰ、Ⅱ、aVL	
广泛前壁	$V_1 \sim V_6$	
下壁	Ⅱ、Ⅲ、aVF	Ⅰ、aVL
高侧壁	Ⅰ、aVL、"高" $V_4 \sim V_6$	Ⅱ、Ⅲ、aVF
右室	$V_3R \sim V_7R$	（多伴下壁梗死）

内科学

急性 ST 段抬高型心肌梗死的治疗

一般治疗	①休息：急性期卧床休息。②监护：心电图、血压、呼吸和血氧饱和度。③进流质饮食，低脂少产气为佳。④建立静脉通道
解除疼痛	①哌替啶肌注或吗啡皮下注射。②硝酸甘油或硝酸异山梨酯舌下服用或静脉滴注。③无禁忌证者尽早常规口服 β 受体阻滞剂
抗血小板治疗	口服阿司匹林和 ADP 受体拮抗剂；静脉应用 GP II b/ III a 受体拮抗剂
抗凝治疗	除非有禁忌，所有患者均应行抗血小板治疗 + 抗凝治疗
再灌注治疗	起病 3~6 小时，最迟 12 小时内，使闭塞的冠状动脉再通
消除心律失常	①心室颤动或持续多形性室性心动过速：电复律。②室性期前收缩或室性心动过速：利多卡因。③窦性心动过缓：阿托品。④二、三度房室传导阻滞伴血流动力学障碍：临时人工心脏起搏器。⑤室上性快速心律失常药物不能控制：同步直流电复律
控制休克	①补充血容量。②应用升压药。③应用血管扩张剂。④休克的其他措施：纠正酸中毒、防治脑缺血、保护肾功能，必要时应用洋地黄制剂等
治疗心衰	梗死发生后 24 小时内宜尽量避免使用洋地黄制剂，右室梗死慎用利尿剂

考点　心脏瓣膜病

二尖瓣狭窄、二尖瓣关闭不全

病名		二尖瓣狭窄	二尖瓣关闭不全
症状		①呼吸困难：早期出现劳力性呼吸困难。②咳嗽。③咯血。④声音嘶哑、吞咽困难	胸痛、心悸、乏力、头晕、体位性晕厥和焦虑，晚期发生左心衰竭时出现呼吸困难
体征	视	二尖瓣面容，心前区隆起	心尖搏动增强呈高动力型，向左下移位
	触	心尖部可触及舒张期震颤	可触及抬举样心尖搏动
	叩	心浊音界向左扩大，呈梨形心	心界向左下扩大
	听	心尖区局限性舒张中晚期隆隆样杂音	心尖区可闻及3/6级以上全收缩期吹风样杂音

第三单元　消化系统疾病

考点　慢性胃炎

病因	幽门螺杆菌感染（最主要病因）
临床表现	上腹痛、饱胀不适，进餐后明显
	嗳气、反酸、恶心

续表

检查	胃镜检查（最可靠方法）
治疗	根除 Hp 治疗：以胶体铋剂和质子泵抑制药为主，配合阿莫西林、替硝唑、克拉霉素
	十二指肠 - 胃反流的治疗：胃黏膜保护药、促胃动力药
	对症治疗：腹胀恶心——莫沙必利。恶性贫血——维生素 B_{12}
	重度异型增生的治疗：宜内镜下或手术治疗

考点 消化性溃疡★

临床表现	慢性、周期性、节律性的上腹痛
	体征：溃疡活动期上腹部有局限性压痛
	无症状型溃疡：老年人多见
	幽门管溃疡：常缺乏典型的周期性和节律性，易并发幽门痉挛、幽门狭窄及出血
	球后溃疡，十二指肠球部以下的溃疡，多位于十二指肠乳头近端。夜间痛及背部放射痛常见，易并发出血

并发症	①出血（消化性溃疡是上消化道出血最常见的病因）。②穿孔：引起游离穿孔、穿透性溃疡。③幽门梗阻：呕吐是主要症状。④癌变：有长期慢性 GU 史，45 岁以上，溃疡顽固不愈者应警惕癌变	
诊断	典型的周期性和节律性上腹痛（诊断的主要线索）确诊靠 X 线钡剂检查和胃镜检查	①X 线钡剂检查：龛影。②胃镜检查：多为圆形或椭圆形
治疗	①抑制胃酸分泌药治疗：H_2受体拮抗剂（西咪替丁、雷尼替丁），质子泵抑制剂（奥美拉唑）。②保护胃黏膜治疗：硫糖铝、枸橼酸铋钾、米索前列醇	

考点　胃癌

病因	幽门螺杆菌感染；饮食因素；环境因素；遗传因素；肠型化生和异型增生
病理	①根据胃癌的组织学分为腺癌、鳞腺癌、髓样癌、印戒细胞癌、鳞状细胞癌及未分化癌。②有四种扩散方式：直接蔓延侵袭至相邻器官、淋巴结转移、血行播散、种植转移

临床表现	①上腹疼痛（最常见）。②食欲减退（首发症状）。③恶心呕吐。④呕血、黑便。⑤低热、疲乏、体重减轻、贫血等。⑥部分患者出现伴癌综合征，反复发作性血栓性静脉炎、黑棘皮病、皮肌炎等
实验室检查	①胃镜检查（最可靠的诊断手段）。②X线检查对胃癌的诊断仍然有较大的价值。③CT检查可用于肿瘤分期判断，指导制定治疗方案
诊断	胃镜检查加活检及X线钡剂（主要诊断依据）。对下列情况应及早和定期胃镜检查 — ①年龄在40岁以上，出现不明原因的上腹不适、食欲不振、体重明显减轻者。②原有上腹痛而近期疼痛性质及节律发生改变者。③经积极治疗而病情继续发展者。④无禁忌证的患者
治疗	手术治疗是目前唯一有可能根治胃癌的手段

考点　溃疡性结肠炎

病因	①免疫因素；②遗传因素；③感染因素；④精神神经因素
临床表现	①最主要的症状是腹泻，黏液血便是本病活动期的重要表现；腹痛，有疼痛→便意→排便→缓解的规律；若有腹肌紧张、反跳痛、肠鸣音减弱，应警惕结肠扩张、肠穿孔等
	②急性期可有发热，病情持续活动可出现衰弱、消瘦、贫血、低蛋白血症、电解质紊乱
	③本病可伴有多种肠外表现，如关节炎、结节性红斑、强直性脊柱炎
检查	①大便检查：常有黏液脓血便，便培养致病菌阴性
	②结肠镜检查（诊断与鉴别诊断的最重要手段）
治疗	①氨基水杨酸制剂：常用柳氮磺吡啶（SASP）同时应补充叶酸；糖皮质激素；免疫抑制剂；沙利度胺；生物制剂
	②紧急手术指征：并发大量或反复严重出血、肠穿孔、重型患者合并中毒性巨结肠经积极内科治疗无效，伴有严重毒血症状者

内科学

考点 肝硬化

病因		我国以病毒性肝炎所致肝硬化为主，西方国家以酒精中毒多见
临床表现	代偿期	①乏力、食欲减退。②肝轻度肿大，质地偏硬，无或有轻度压痛
	失代偿期	①消瘦乏力，腹胀，恶心呕吐。②出血倾向和贫血。③肝掌、蜘蛛痣
	门静脉高压症	①脾肿大。②侧支循环的建立和开放。③腹水
并发症		①急性上消化道出血（最常见）。②肝性脑病（最严重亦是最常见的死亡原因）。③感染：常并发细菌感染。④肝肾综合征。⑤原发性肝癌。⑥肝肺综合征
实验室检查		肝功能检查：①血清白蛋白↓，球蛋白↑。②血清 ALT↑，AST↑。③凝血酶原时间：代偿期正常，失代偿期有不同程度延长。④重症者：血清胆红素↑。⑤肝纤维化指标↑
		免疫学检查：①血 IgG↑。②出现非特异性自身抗体。③甲胎蛋白↑，若持续升高，疑合并肝癌
		腹水：一般为漏出液，呈血性，应高度怀疑癌变，应做细胞学检查
		影像学检查、内镜检查、肝穿刺活组织检查见假小叶形成（确诊价值）

考点　原发性肝癌

临床表现	①肝区疼痛：多呈持续性肿痛或钝痛。②肝大：肝呈进行性肿大，质地坚硬，常有不同程度的压痛。③黄疸：晚期出现。④肝硬化征象伴有肝硬化门静脉高压者：可有脾大、腹水、静脉侧支循环形成等表现。⑤全身性表现：有进行性消瘦、发热、乏力。⑥消化系统：食欲减退（最常见）
辅助检查	①AFP 检查标准：AFP 超过 500μg/L 持续 4 周；AFP 由低逐渐升高且不降；AFP 超过 200μg/L 持续 8 周。②异常凝血酶原。③肝脏 B 超：确定病灶性质、病变部位、播散及转移情况。是目前肝癌筛查的首选方法。④肝动脉造影：诊断小肝癌的最佳方法。⑤肝组织活检或细胞学检查：确诊直径 2cm 以下小肝癌。⑥CT、MRI：肝癌定位、定性诊断
诊断	凡有慢性肝病史的中年人，尤其是男性患者，有不明原因的肝区疼痛、消瘦、进行性肝脏肿大者，应做血清 AFP 测定和有关影像学检查，必要时行肝穿刺活检，明确诊断
治疗	手术治疗（最好的办法）

考点　急性胰腺炎

病因和发病机制		①胆石症与胆道疾病。②大量饮酒和暴食。③胰管梗阻。④代谢障碍。⑤药物、病毒感染、手术或外伤等
临床表现	症状	腹痛（主要、首发）、恶心、呕吐、发热、休克
	体征	重症可见上腹压痛明显，伴腹肌紧张及反跳痛

续表

检查	血清淀粉酶超过正常值上限 3 倍（＞500 苏氏单位/L，）即可确诊	
	CT 扫描为诊断的标准影像学方法	
内科治疗	一般治疗	监测生命体征；维护脏器功能；维持水、电解质平衡；加强营养支持治疗及合理镇痛治疗
	减少胰腺分泌，抑制胰酶活性	①禁食。②抑酸治疗：H_2受体拮抗剂/质子泵抑制剂。③生长抑素及其类似物：奥曲肽。④抑制胰酶活性用于 SAP 的早期
	抑制胰酶活性	抑肽酶、加贝酯、乌司他丁
	防治感染	喹诺酮类或头孢类联合抗厌氧菌抗生素甲硝唑
	营养支持	病情缓解后应尽早过渡到肠内营养

第四单元　泌尿系统疾病

考点　慢性肾小球肾炎

病因	部分与溶血性链球菌、乙型肝炎病毒等感染有关，少数慢性肾炎是由急性肾炎发展所致
临床表现	①以青、中年为主。②早期患者可有乏力、疲倦、腰部疼痛、纳差。③血尿，多为镜下血尿。④蛋白尿，尿蛋白常在 1～3g/d。⑤水肿。⑥高血压可为首发表现
实验检查	多为轻度尿异常，非选择性蛋白尿，尿沉渣镜检红细胞可增多，可见管型
	血压可正常或轻度升高
	肾功能正常或轻度受损
诊断	凡尿化验异常、水肿及高血压病者，疑诊慢性肾炎，在除外继发性肾小球疾病后可诊断
治疗	①控制高血压，减少蛋白尿。②限制食物中蛋白及磷摄入量。③使用大剂量双嘧达莫、小剂量阿司匹林

内科学

考点 尿路感染 ★

病因	革兰阴性杆菌（最常见），其中以大肠埃希菌最为常见			
临床表现	急性膀胱炎			易发生于年轻女性，主要表现为尿频、尿急、尿痛
	肾盂肾炎	急性	全身症状：发热、寒战、头痛、食欲不振、恶心、呕吐，体温多为 38～39℃，伴血白细胞↑和血沉↑	
			泌尿系统症状：尿频、尿急、尿痛、排尿困难、下腹部疼痛、腰痛	
			体格检查：肋脊角及输尿管点压痛、肾区叩击痛和压痛	
		慢性	可出现程度不同的低热、间歇性尿频、排尿不适、腰部酸痛及肾小管功能受损表现，如夜尿增多、低比重尿，持续可发展为慢性肾衰竭	
尿液检查	①尿沉渣镜检：白细胞 >5/HP（诊断意义较大），部分可有红细胞，少数有肉眼血尿。②尿蛋白含量多为 ±～+。③尿细菌学检查：细菌定量培养菌落计数≥10^5/mL，可确诊；如菌落计数为 10^4～10^5/mL，结果可疑；如 <10^4/mL，多为污染			
抗感染治疗	①选用致病菌敏感的抗菌药物。首选对革兰阴性杆菌敏感的抗生素。②抗生素在尿和肾内的浓度要高。③选用肾毒性小、副作用少的抗生素。④单一药物治疗失败、严重感染、混合感染、耐药菌株出现时应联合用药。⑤根据感染轻重选择给药途径。⑥对不同类型的尿路感染给予不同治疗时间			

考点 慢性肾衰竭

<table>
<tr><td rowspan="2">临床表现</td><td colspan="2">水、电解质和酸碱平衡失调</td></tr>
<tr><td>各系统症状</td><td>①心血管和肺症状。②血液系统表现。③神经系统症状。④胃肠道症状（最早最常见）。⑤其他：皮肤瘙痒、肾性骨病、腕管综合征</td></tr>
<tr><td>诊断</td><td colspan="2">原有慢性肾脏病史，出现厌食、恶心呕吐、腹泻、头痛、意识障碍，肾功能不同程度的减退，应考虑本病。对因乏力、厌食、恶心、贫血、高血压等就诊者，均应排除本病</td></tr>
<tr><td rowspan="3">治疗</td><td>延缓病情进展</td><td>积极治疗原发病，消除危险因子和保护残存肾功能</td></tr>
<tr><td>非透析治疗</td><td>①纠正水、电解质失衡和酸中毒；②控制高血压；③纠正贫血；④纠正低钙血症，高磷血症；⑤选择敏感抗生素防治感染；⑥治疗高脂血症；⑦吸附剂治疗，降低尿素氮；⑧导泻疗法，增加肠道毒素的排泄</td></tr>
<tr><td>肾脏替代疗法</td><td>维持性血液透析、腹膜透析及肾移植</td></tr>
</table>

第五单元 血液系统疾病

考点 缺铁性贫血

临床表现	①贫血：乏力易倦、头昏、耳鸣、心悸、纳差等。②组织缺铁：异食癖、吞咽困难、指（趾）甲缺乏光泽、匙状甲等。③缺铁原发病：IDA 发生的前提
实验室检查	①血象：小细胞低色素性贫血。MCV 低于 80fL，MCHC 低于 32%。白细胞和血小板计数一般正常或轻度减少。②骨髓象：增生活跃，中晚幼红细胞增多。骨髓小粒可染铁消失，铁粒幼红细胞消失或显著减少。③铁代谢：血清铁↓，总铁结合力↑，转铁蛋白饱和度↓，血清铁蛋白↓
判断贫血程度	轻度：男性血红蛋白 90～120g/L，女性血红蛋白 90～110g/L。中度：血红蛋白 60～90g/L。重度：血红蛋白 30～60g/L。极重度：血红蛋白低于 30g/L
治疗	铁剂治疗：口服铁剂（首选），服药时忌茶，贫血纠正后仍需继续治疗 3～6 个月

考点 再生障碍性贫血

病因	生物因素：包括病毒性肝炎及各种严重感染，药物及化学物质，电离辐射
表现	主要为进行性贫血、出血和感染
实验室检查	①血象：全血细胞减少，网织红细胞计数明显降低，正细胞正色素性贫血。②骨髓象：多部位穿刺涂片呈现增生不良，粒系及红系细胞减少，淋巴细胞、浆细胞、组织嗜碱性粒细胞相对增多。巨核细胞很难找到
诊断	典型再障：全血细胞减少，网织红细胞绝对值减少，脾不大，骨髓象示增生低下，骨髓小粒空虚，非造血细胞增多，一般抗贫血治疗无效
治疗	①一般治疗。②对症治疗：纠正贫血，控制出血、感染，护肝。③刺激骨髓造血：应用雄激素。④免疫抑制剂。⑤骨髓移植

内科学

考点 急性白血病

临床表现	①起病：急骤或缓慢。②发热和感染。③出血。④贫血。⑤肝、脾、淋巴结肿大。⑥骨骼及关节表现：四肢关节痛及骨痛；胸骨中下段压痛。⑦神经系统：头痛呕吐。⑧皮肤症状。⑨齿龈肿胀。⑩生殖系统：一侧无痛性睾丸肿大	
实验室检查	骨髓检查：诊断 AL 的主要依据和必做检查	
	原始细胞≥骨髓有核细胞（ANC）的 20% 为 AL 的诊断标准	
	贫血及血小板减少极少见	
诊断与鉴别诊断	根据表现、血象和骨髓象特点可诊断	①骨髓增生异常综合征：该病的 RAEB 型，以 RAEB－t 型为主，外周血中有原始和幼稚细胞，全血细胞减少和染色体异常。②传染性单核细胞增多症：血象中出现异形淋巴细胞，形态与原始细胞不同。③巨幼细胞贫血：幼红细胞 PAS 反应常为阴性。④急性粒细胞缺乏症恢复期：病因明确，骨髓中原、幼粒细胞增多
治疗	VP 方案是急淋诱导缓解的基本方案。急粒诱导缓解治疗采用 IA/DA（3＋7）方案	

考点　慢性髓细胞白血病

临床表现		低热、出汗及消瘦等，脾肿大（主要体征）
实验室检查	血象	白细胞计数↑，高达（100~800）$\times 10^9/L$
	骨髓象及 NAP	有核细胞显著↑，以粒系为主，主要为中、晚幼粒细胞及杆状核细胞。嗜酸性、嗜碱性细胞↑。红系细胞少，粒、红比↑。巨核细胞↑或正常，晚期↓。NAP↓或缺如
	细胞遗传学检查	可检测到 Ph 染色体
诊断		据脾肿大及典型血象与骨髓象、Ph 染色体和 BCR－ABL 融合基因检测
治疗		①分子靶向治疗：伊马替尼。②化学治疗：羟基脲。③干扰素：用于不适合酪氨酸激酶抑制剂和造血干细胞移植的患者。④造血干细胞移植

内科学

考点　原发免疫性血小板减少症

临床表现	急性	①半数以上发生于儿童，有上呼吸道感染史
		②起病急骤，全身皮肤瘀点、紫癜、瘀斑，可有血疱及血肿形成
		③当血小板低于 $20 \times 10^9/L$ 时，可有内脏出血，颅内出血
	慢性	①主要见于青年女性；出血症状轻
		②多为皮肤、黏膜出血；严重内脏出血较少见，月经过多甚常见
实验室检查	血小板	①急性型：血小板多在 $20 \times 10^9/L$ 以下；慢性型：常在（30~80）$\times 10^9/L$
		②血小板形态异常：体积偏大，颗粒减少，染色过深
		③出血时间延长，血块收缩不良
	骨髓象	①急性型：骨髓巨核细胞数量轻度增加或正常；慢性型：骨髓巨核细胞显著增加
		②巨核细胞发育成熟障碍，急性型者尤甚
		③有血小板形成的巨细胞显著减少（<30%）
		④红系及粒、单核系正常

诊断	①广泛出血，累及皮肤、黏膜及内脏；多次检查，血小板计数减少
	脾不大或轻度大；骨髓巨核细胞增多或正常，有成熟障碍
	具备下列五项中任何一项：泼尼松治疗有效；脾切除治疗有效；PAIg 阳性；PAC3 阳性；血小板生存时间缩短。排除继发性血小板减少症
治疗	糖皮质激素（首选治疗药物）

第六单元　内分泌及代谢疾病

考点　甲状腺功能亢进症

甲状腺功能亢进症的临床表现

高代谢综合征	疲乏无力、怕热多汗、皮肤潮湿、体重锐减和低热
精神神经系统	神经过敏、多言好动、烦躁易怒、失眠不安、思想不集中、记忆力减退
心血管系统	心悸胸闷、气短

内科学

续表

消化系统	食欲亢进，稀便，排便次数增加
肌肉骨骼系统	甲亢性肌病、进行性肌无力及肌萎缩
生殖系统	女性月经减少。男性勃起功能障碍，偶有乳腺发育，血催乳素及雌激素增高
造血系统	外周血淋巴细胞增多，伴血小板减少性紫癜
甲状腺肿	弥漫性、对称性肿大，随吞咽上下移动，可有震颤，血管杂音
眼征	①眼球突出。②瞬目减少。③上睑挛缩，睑裂增宽；向下看时，显现白色巩膜；向上看时，前额皮肤不能皱起；看近物时，眼球辐辏不良

甲状腺功能亢进症的实验室检查

实验室检查项目	临床意义
TT_3、TT_4	TT_3 较 TT_4 更灵敏，更能反映本病的程度与预后
FT_3、FT_4	诊断甲亢的首选指标
TSH 测定	反映甲状腺功能最敏感的指标，对亚临床型甲亢和甲减的诊断有重要意义
甲状腺自身抗体测定	确定甲亢病因、诊断 GD 的指标之一

实验室检查项目	临床意义
甲状腺摄[131]I 率	甲状腺功能亢进类型的甲状腺毒症[131]I 摄取率↑；非甲状腺功能亢进类型的甲状腺毒症[131]I 摄取率↓

甲状腺功能亢进症的治疗

治疗方法	治疗机制/适应证
硫脲类和咪唑类	都可抑制 TH 合成
其他药物治疗	复方碘口服溶液：仅用于术前准备和甲状腺危象
	β 受体阻滞剂：用于改善甲亢初治期的症状，甲状腺危象，[131]I 治疗前后及术前准备
放射性[131]I 治疗	对甲状腺的毁损效应，破坏滤泡上皮而减少 TH 分泌
手术治疗	适应证：①中、重度甲亢。②有压迫症状者。③胸骨后甲状腺肿伴甲亢者。④结节性甲状腺肿伴甲亢者

内科学

考点　糖尿病

糖尿病的临床表现、检查、并发症

表现	典型症状："三多一少"，即多尿、多饮、多食和体重减轻		
检查	①尿糖测定：尿糖阳性（重要线索）。②血糖测定：血糖升高（主要依据），空腹血糖正常范围为 3.9～6.1mmol/L。③葡萄糖耐量试验（OGTT）：口服葡萄糖耐量应在清晨空腹时进行。④糖化血红蛋白 A_1：反映取血前 8～12 周的平均血糖状况。⑤血浆胰岛素和 C肽测定：反映基础和葡萄糖介导的胰岛素释放功能		
并发症	急性：酮症酸中毒、高渗高血糖综合征以及乳酸性酸中毒		
	慢性	大血管病变：动脉粥样硬化	
		微血管病变：糖尿病肾病和糖尿病视网膜病变	
	神经系统：①中枢神经系统：缺血性脑卒中、老年性痴呆等。②周围神经病变（最常见）：肢端感觉异常，肌力减弱，肌萎缩和瘫痪。③自主神经病变：影响胃肠、心血管、泌尿生殖系统功能		
	眼的其他病变：视网膜黄斑病、白内障、青光眼、屈光改变、虹膜睫状体病变等		
	糖尿病足		

糖尿病的诊断标准、药物治疗 ★

诊断标准	①有糖尿病症状，随机血糖≥11.1mmol/L 或空腹血糖≥7.0mmol/L 可确诊。②可疑结果行 OGTT，2 小时血糖≥11.1mmol/L 可确诊。需要重复一次确认，诊断才能成立	
口服药物治疗	磺脲类	①适用于新诊断的 T2DM 非肥胖患者、用饮食治疗和体育锻炼不能使病情获得良好控制时。 ②不适用于 1 型糖尿病患者、2 型糖尿病患者合并严重并发症或晚期 β 细胞功能很差等
	双胍类药	增加外周组织对葡萄糖的摄取，改善糖代谢、降低体重
	α－葡萄糖苷酶抑制药（阿卡波糖）	适用于空腹血糖正常而餐后血糖明显升高者
	噻唑烷二酮	用于其他降糖药疗效不佳的 2 型，特别是肥胖、有胰岛素抵抗者
	二肽基肽酶－4（DPP－4）抑制剂	常用药物维格列汀、沙格列汀等
	钠－葡萄糖共转运蛋白 2 抑制剂（SGLT－2I）	尤适合 T2DM 伴 ASCVD、HF、CKD 及肥胖患者使用

内科学

口服药物治疗	胰岛素	适应证	①1型糖尿病。②2型糖尿病经饮食、运动和口服降糖药治疗未获得良好控制。③糖尿病酮症酸中毒、高渗性昏迷和乳酸性酸中毒伴高血糖时。④各种严重的糖尿病急性或慢性并发症。⑤手术、妊娠和分娩。⑥2型糖尿病β细胞功能明显减退者。⑦某些特殊类型糖尿病
		副作用	低血糖反应、过敏反应、胰岛素水肿、视力模糊等

考点 血脂异常

血脂异常的分类、治疗

	分类	高胆固醇血症、高甘油三酯血症、混合型高脂血症、低高密度脂蛋白血症
治疗	治疗性生活方式干预	①控制饮食：控制总热量：成人每天胆固醇入量<300mg。②改善生活方式：运动治疗；戒烟、限酒等
	药物治疗	①降低胆固醇：他汀类（首选），肠道胆固醇吸收抑制剂（依折麦布等），胆酸螯合剂（考来烯胺等），普罗布考。②降低甘油三酯：贝特类、烟酸类、高纯度鱼油制剂。③新型调脂药物：前蛋白转化酶枯草溶菌素9抑制剂等
	其他治疗	脂蛋白血浆置换、肝移植和其他手术治疗

血脂异常的实验室检查

血脂水平分层标准 [mmol/L（mg/dL）]

分层	TC	LDL – C	HDL – C	TG
合适范围	<5.2（200）	<3.4（130）		<1.7（150）
边缘升高	5.2~6.2（200~240）	3.4~4.1（130~160）		1.7~2.3（150~200）
升高	≥6.2（240）	≥4.1（160）		≥2.3（200）
降低			<1.0（40）	

考点　高尿酸血症及痛风

临床表现	急性发作期：急性关节炎（首发），单侧第一跖趾关节疼痛（最常见），受累关节红肿热痛、压痛明显，功能受限。痛风石：为痛风的特征性表现。肾脏病变：痛风性肾病及尿酸性肾石病、急性肾衰等。眼部病变：睑缘炎、眼睑皮下组织痛风石等
检查	血尿酸测定：血尿酸 >420μmol/L 为高尿酸血症。X线：痛风患者：病变周围软组织肿胀，骨质穿凿样或虫蚀样缺损。滑囊液/痛风石内容物：双折光的针形尿酸盐结晶

诊断	高尿酸血症	日常嘌呤饮食状态下，非同日2次空腹血尿酸水平超过420μmol/L，即可诊断
	痛风	在高尿酸血症基础上，出现特征性关节炎表现，尿路结石，或肾绞痛发作，即可考虑痛风，如在滑囊液及痛风石中找到尿酸盐结晶即可确诊
治疗	高尿酸血症	非药物治疗：改变生活方式和饮食习惯，戒烟限酒，低嘌呤饮食等
		药物治疗：①促尿酸排泄药（苯溴马隆等）。②抑制尿酸生成药（别嘌醇、非布司他）。③碱性药（碳酸氢钠片）。④新型降尿酸药（拉布立酶等）
	痛风	非药物治疗：同高尿酸血症
		药物治疗：急性期：①秋水仙碱。②非甾体类消炎药：吲哚美辛。③糖皮质激素。发作间歇期和慢性期：急性发作缓解2周后，从小剂量开始应用降尿酸药

第七单元　结缔组织病

考点　类风湿关节炎 ★

临床表现	①晨僵。②关节痛与压痛。③肿胀。④关节畸形。⑤关节功能障碍
实验室检查及其他检查	①血象：有轻度至中度贫血。②炎性标记物：是反映病情活动度的主要指标，活动期血沉增快，C反应蛋白升高。③自身抗体：类风湿因子，抗瓜氨酸蛋白抗体。④关节影像学检查：X线摄片首选双手指及腕关节摄片检查。CT和MRI：CT有助于发现早期骨侵蚀和关节脱位等改变
诊断（符合4项即可诊断）	①晨僵持续至少1小时（≥6周）。②3个或3个以上关节肿（≥6周）。③腕关节或掌指关节或近端指间关节肿（≥6周）。④对称性关节肿（≥6周）。⑤类风湿皮下结节。⑥手和腕关节的X线片有关节端骨质疏松和关节间隙狭窄。⑦类风湿因子阳性
药物治疗	①非甾体抗炎药：塞来昔布、美洛昔康和双氯芬酸。②改善病情的抗风湿药：甲氨蝶呤、柳氮磺吡啶、硫唑嘌呤、青霉胺、金制剂和环孢素。③糖皮质激素。④植物药制剂：雷公藤多苷、青藤碱、白芍总苷。⑤生物抗风湿药

内科学

第八单元　神经系统疾病

考点　短暂性脑缺血发作★

病因和发病机制	①动脉粥样硬化（主要病因）。②血流动力学改变、微栓塞等机制	
临床表现	颈内动脉系统 TIA	一过性单眼失明或视觉障碍，发作性偏身瘫痪或单肢瘫痪，发作性偏身感觉障碍或单肢感觉障碍，发作性偏盲或视野缺损
	椎－基体动脉系统 TIA	①跌倒发作。②短暂性全面性遗忘症。③双眼视力障碍发作
诊断	主要依据病史，中老年患者突然出现一过性局限性神经功能缺失的症状和体征，持续时间短暂，24 小时内症状和体征消失，急诊 CT 或 MRI 检查未发现与症状相关的病灶，即可诊断 TIA	

| 治疗 | ①低脂饮食，戒烟戒酒，规律适量运动，有效控制高血压、糖尿病等。②抗血小板聚集：阿司匹林、氯吡格雷等。③抗凝治疗：低分子量肝素、华法林、达比加群等。④外科治疗：颈动脉内膜切除术、颈动脉血管成形术及支架置入术 |

考点 脑梗死

<table>
<tr><td>病因与发病机制</td><td colspan="2">动脉粥样硬化性脑梗死：脑动脉粥样硬化（最常见）、动脉炎、药源性病因、血液系统疾病等。脑栓塞：心源性（最常见）、骨折、寄生虫卵、癌细胞、肾病综合征高凝状态等</td></tr>
<tr><td rowspan="2">临床表现</td><td>动脉粥样硬化性脑梗死</td><td>①在安静或睡眠中发病，起病较缓，症状在数小时或 1～2 天内达高峰。②颈内动脉闭塞综合征：一过性黑矇、Horner 综合征，病变对侧偏瘫、皮质感觉障碍等。③典型的"三偏征"。④大脑前动脉病变：对侧中枢性面、舌瘫、强握、吸吮反射、精神障碍等。⑤大脑后动脉：对侧同向偏盲及丘脑综合征等。⑥椎－基底动脉：眩晕、呕吐、共济失调等。⑦小脑后下动脉或椎动脉：延髓背外侧综合征、中脑腹侧综合征、脑桥腹外侧综合征、闭锁综合征等</td></tr>
<tr><td>脑栓塞</td><td>以青壮年多见，多在活动中发病，无明显前驱症状，病情可在数秒内达高峰，神经功能缺失表现同脑血栓形成，有复发和出血的倾向</td></tr>
</table>

内科学

续表

实验室检查	①颅脑 CT 或 MRI 可显示出血性或缺血性梗死变化。②腰椎穿刺（颅内压增高者慎行）。③经颅多普勒检查。④DSA、MRA 可诊断狭窄、闭塞部位
治疗（急性期）	一般治疗：①保持呼吸道通畅。②调控血压。③控制血糖。④控制脑水肿。⑤预防感染。⑥防治消化道出血。⑦维持水、电解质平衡。⑧预防深静脉血栓形成
	溶栓治疗：重组型纤溶酶原激活剂和尿激酶；抗血小板聚集：阿司匹林、氯吡格雷等；抗凝治疗：低分子肝素；神经保护治疗：胞二磷胆碱等；降纤治疗：巴曲酶；介入治疗

考点 脑出血★

临床表现	常于体力活动或情绪激动时发病，发作时常有呕吐、头痛、意识障碍和神经缺失症状	
	局性位征限定体征	壳核出血（内囊外侧型）：最常见，典型的"三偏征"（偏瘫、偏盲、偏身感觉障碍）
		丘脑出血（内囊内侧型）："三偏征"，以身感觉障碍明显
		脑叶出血：抽搐发作和脑膜刺激征多较明显
		脑桥出血：重型者呈去大脑性强直或四肢瘫痪，轻型者有交叉性麻痹和感觉障碍
		小脑出血：轻型为眩晕、眼球震动、共济失调，重型者昏迷、中枢性呼吸困难

实验室检查	①急性期：CT可见高密度血肿灶。②MRI：对脑干出血、脑血管畸形、脑肿瘤较敏感。③脑脊液检查：脑脊液多含血和压力升高
诊断	高血压病史，50岁以上，有血压控制不良史
	活动或情绪激动时起病，突发剧烈头痛伴呕吐，多有意识障碍，CT见脑内高密度区
治疗	控制脑水肿，降低颅内压
	调整血压：应先降颅内压，之后再根据血压情况决定是否降压；亚低温治疗；止血

第九单元 常见急危重病

考点 休克

病理学特征	重要脏器组织微循环灌流不足、代谢紊乱和全身各系统的功能障碍	
各期休克的表现	休克早期（微血管痉挛期）	面色苍白、四肢冰凉、出冷汗、口唇四肢末梢轻度发绀
	休克期（微血管扩张期）	全身皮肤青紫与苍白交织、发凉、口干明显
	休克晚期（微循环衰竭期）	全身静脉塌陷，皮肤发绀，四肢厥冷，冷汗黏稠

内科学

续表

诊断（符合第①及②③④中的两项和⑤⑥⑦中的1项即可诊断）	①有诱发休克的诱因。②意识障碍。③脉搏大于100次/分或不能触及。④四肢湿冷，黏膜苍白或发绀，尿量<30mL/h。⑤收缩压<80mmHg。⑥脉压<20mmHg。⑦高血压患者收缩压较基础血压下降30%以上
抗休克治疗	①补充血容量。②纠正电解质与酸碱平衡失调。③血管活性药：拟肾上腺素类（多巴胺、多巴酚丁胺、异丙肾上腺素、肾上腺素、去甲肾上腺素、间羟胺、肾上腺素能α受体阻滞剂-酚妥拉明），抗胆碱类（阿托品、东莨菪碱和山莨菪碱）

考点　急性中毒

急性一氧化碳中毒

中毒机制	一氧化碳与血液中血红蛋白结合，形成碳氧血红蛋白，使血红蛋白丧失正常的携氧能力，导致机体组织器官缺氧

临床表现	①轻度：剧烈头痛、头晕、乏力、恶心、呕吐、视物不清、嗜睡、意识模糊。②中度：神志不清，皮肤、黏膜呈明显樱桃红色，伴多汗、烦躁不安，逐渐出现意识障碍。③重度：昏迷，伴反复惊厥发作，大小便失禁，血压下降，呼吸不规则，瞳孔扩大，各种反射减弱甚至消失，体温升高。④迟发性脑病：精神、意识障碍，锥体外系功能障碍，锥体系功能障碍，大脑皮层局灶性功能缺失，周围神经炎
治疗	①平卧位休息，保暖，保持呼吸道通畅。②纠正吸氧：高压氧舱为最有效的治疗方法。③防治脑水肿：25%甘露醇或/和糖皮质激素、利尿剂治疗。④对症处理：纠正水、电解质失衡，防治感染

急性有机磷杀虫药中毒

临床表现	①毒蕈碱样表现：出现最早，是副交感神经末梢兴奋所致。②烟碱样表现：血压增高和心律失常。③中枢神经系统：头晕、头痛、共济失调、烦躁不安、谵妄、抽搐和昏迷。④迟发性脑病。⑤急性中毒24小时后中毒症状缓解，出现肌肉无力，严重时死亡，称"中间综合征"。⑥局部皮损：过敏性、剥脱性皮炎

内科学

续表

治疗	①迅速清除毒物立即离开现场，2%碳酸氢钠溶液（敌百虫中毒者禁用）或高锰酸钾溶液反复洗胃。②特效解毒药的应用：胆碱酯酶复活剂（碘解磷定和氯磷定、双复磷）；抗胆碱药（阿托品）。③对症治疗：维持正常心肺功能，保持呼吸道通畅

考点　中暑

临床表现	热（日）射病	高热（体温常超过41℃）、无汗和意识障碍（中暑高热"三联征"）
	热痉挛	四肢肌肉、腹壁肌肉、胃肠道平滑肌阵发性痉挛、疼痛
	热衰竭	头痛、头晕、恶心，继之口渴，胸闷，面色苍白，冷汗淋漓，脉搏细弱或缓慢，血压偏低，严重者出现晕厥，手足抽搐
治疗		①补充水、电解质。②降温治疗：物理降温、药物降温（氯丙嗪）、血液净化。③对症治疗。④应用糖皮质激素。⑤加强护理

第十一篇

诊断学基础

第一单元　症状学

考点　发热

热型与临床意义 ★

热型	概念		临床意义
稽留热	39℃以上，24 小时波动不超过 1℃，达数天或数周		肺炎链球菌肺炎、伤寒和斑疹伤寒高热期
弛张热	39℃以上，24 小时波动超过 2℃		败血症、重症肺结核、化脓性炎症
波状热	逐渐升至 39℃以上	高热期与无热期各持续数天	布鲁菌病
回归热	急骤升至 39℃以上		回归热、霍奇金淋巴瘤
间歇热	骤升至高峰，高热期持续数小时，间歇期持续数天		疟疾、急性肾盂肾炎
不规则热	发热的体温曲线无一定规律		结核病、肺炎、心内膜炎、胸膜炎

诊断学基础

考点 胸痛

胸痛的问诊要点及临床意义

	临床表现	临床意义
部位	一侧肋间神经分布区域疼痛	带状疱疹
	第1、2肋软骨疼痛	非化脓性肋软骨炎
	胸骨后或心前区疼痛，牵涉左肩背、左臂内侧	心绞痛、急性心梗
	胸骨后疼痛	食管、膈和纵隔肿瘤
	患侧的腋前线及腋中线疼痛	自发性气胸、急性胸膜炎
性质	剧烈疼痛，伴恐惧、濒死感	心肌梗死
	尖锐刺痛或撕裂痛，呼吸时加重，屏气时消失	干性胸膜炎
	胸部闷痛	原发性肺癌、纵隔肿瘤
	突发剧烈刺痛或绞痛，伴呼吸困难与发绀	肺梗死
诱因、缓解因素	胸痛在体力活动后减轻	心脏神经症
	因深呼吸与咳嗽而加剧	胸膜炎、自发性气胸
伴随症状	咳嗽、咳痰	急、慢性支气管炎，肺炎
	咯血	肺结核、肺炎、肺脓肿

考点　腹痛

腹痛的问诊要点及临床意义

问诊要点	临床表现	临床意义
部位	中上腹痛	胃、十二指肠疾病，急性胰腺炎
	右上腹痛	肝、胆疾患
	脐周或上腹痛，数小时后转至右下腹	急性阑尾炎早期
性质与程度	慢性、周期性、节律性中上腹隐痛	消化性溃疡
	胀痛，呕吐后减轻	幽门梗阻
	剧烈绞痛	胆石症、泌尿道结石、肠梗阻
诱发/缓解因素	①胆囊炎常有进油腻食物史。②急性胰腺炎常有暴饮暴食、酗酒史。③十二指肠溃疡腹痛发生在空腹，进食或服碱性药后缓解。④胃溃疡疼痛在进食后半小时发生	
伴随症状	寒战、高热	急性化脓性胆管炎、肝脓肿
	血尿	尿路结石
	血便	急性菌痢、肠套叠、绞窄性肠梗阻
	腹胀、呕吐隔日食物	幽门梗阻
	腹胀、呕吐、停止排便排气	肠梗阻

考点　咳嗽与咳痰

咳嗽与咳痰的问诊要点及临床意义

问诊要点	临床表现	临床意义
性质	干性咳嗽	急性咽喉炎、急性支气管炎
时间与节律	突发咳嗽	急性咽喉炎、气管异物
	阵发性咳嗽	支气管肺癌、百日咳
	长期慢性咳嗽、晨咳	慢支、支扩、肺脓肿
	夜咳	左心衰、肺结核
音色	声音嘶哑	声带炎、喉炎、喉癌
	金属调	纵隔肿瘤、支气管癌
	犬吠样	喉头水肿或气管受压
	鸡鸣样	百日咳
痰的性质与量	分层现象	支扩、肺脓肿
	黄绿色	铜绿假单胞菌感染
伴随症状	伴高热、胸痛	肺炎、肺脓肿、脓胸、胸膜炎
	伴呼吸困难	喉头水肿、喉肿瘤、慢性阻塞性疾病

考点　咯血

咯血的问诊要点及临床意义

问诊要点	临床表现		临床意义
量及性状	大量咯血（每日超过 500mL 或一次性咯血量超过 100mL）		空洞性肺结核、支扩、肺脓肿
	中等量咯血（每日 100～500mL）		二尖瓣狭窄
伴随症状	发热		肺结核、肺炎链球菌性肺炎
	脓痰		支扩、肺脓肿

考点　呼吸困难

呼吸困难的临床表现

呼吸困难的分类		临床表现	临床意义
肺源性	吸气性	吸气费力，"三凹征"，伴干咳与高调吸气性喉鸣	喉水肿、支气管肿瘤
	呼气性	呼气费力，呼气时间延长而缓慢，干啰音	支气管哮喘、慢阻肺
	混合性	吸、呼气都困难，呼吸浅快，病理性呼吸音	重症肺炎、大块肺梗死

诊断学基础

续表

呼吸困难的分类		临床表现	临床意义
心源性	劳力性	体力活动加重	左心衰竭
	端坐呼吸	平卧时加重	
	夜间阵发性	坐起咳喘，面色青紫，呼吸哮鸣音，粉红色痰	
中毒性	代谢性酸中毒	库斯莫尔呼吸	尿毒症、糖尿病酮症酸中毒
	药物中毒	潮式呼吸	吗啡、有机磷杀虫剂中毒
中枢性		呼吸深慢	脑出血、颅压增高
精神或心理性		呼吸浅表、频数，换气过度	癔症、抑郁症

考点　呕血与黑便

呕血与黑便的问诊要点及临床意义

问诊要点	临床表现	临床意义
出血量	大便隐血试验（＋）	5mL 以上
	黑便	50mL 以上
	呕血	250～300mL
	头昏眼花，口干乏力	500～800mL
	周围循环衰竭	800mL 以上

问诊要点	临床表现	临床意义
伴随症状	伴慢性、周期性、节律性上腹痛	消化性溃疡
	伴肝掌，腹水	肝硬化
	伴皮肤黏膜出血	血液病、急性传染病
	伴右上腹痛、黄疸、寒战高热	急性梗阻性化脓性胆管炎

考点 黄疸★

分类	病因	临床表现	实验室检查			
			血清胆红素	尿胆原	尿胆红素	其他
溶血性	各种溶血性贫血	急性：寒战、高热、头痛 慢性：贫血、黄疸、脾大	总胆红素↑	↑	（－）	大便色深
肝细胞性	肝炎、肝硬化、肝癌、钩端螺旋体病	黄疸呈浅黄至深黄，乏力倦怠，食欲缺乏，出血倾向，肝脾大	结合/非结合↑	↑	（＋）	转氨酶↑
阻塞性	肝外梗阻性黄疸，肝内胆汁淤积	黄疸深而色暗，皮肤瘙痒，心率减慢	结合↑	↓	（＋）	大便灰白色

诊断学基础

考点　意识障碍

病因		感染，脑血管疾病，颅脑占位或外伤，癫痫，内分泌与代谢障碍，心血管疾病，中毒
临床表现	嗜睡	持续睡眠，轻刺激唤醒，反应迟钝，刺激停止后迅速入睡
	昏睡	处于熟睡状态，不易唤醒，强刺激唤醒，答非所问，很快入睡
	昏迷	意识丧失，任何刺激都不能唤醒
	意识模糊	有简单精神活动，定向力障碍
	谵妄	意识模糊伴错觉、幻觉、谵语，定向力障碍
伴随症状	伴发热	先发热后意识障碍：脑膜炎、败血症；先意识障碍后发热：脑出血、蛛网膜下腔出血
	伴呼吸缓慢	药物中毒，颅内高压
	伴高血压	脑出血，高血压脑病
	伴脑膜刺激征	脑膜炎，蛛网膜下腔出血
	伴瞳孔异常	散大：酒精中毒，癫痫。缩小：有机磷中毒，脑桥出血

第二单元 检体诊断

考点 基本检查法

常见叩诊音★

叩诊音	生理意义	病理意义
清音	正常肺部	
鼓音	胃泡区、腹部	肺空洞、气胸、气腹
过清音		阻塞性肺疾病
浊音	被肺覆盖的肝脏、心脏	肺组织含气减少
实音	心、肝	大量胸腔积液、肺实变

诊断学基础

考点　全身状态检查及临床意义

面容检查

常见面容	临床表现	临床意义
黏液性水肿面容	面色苍白，颜面浮肿，睑厚面宽，毛发稀疏	甲状腺功能减退病
二尖瓣面容	双颊暗红，口唇发绀	二尖瓣狭窄、风心病
伤寒面容	无欲状态，表情淡漠，反应迟钝	伤寒、脑炎
苦笑面容	苦笑状，牙关紧闭，面肌痉挛	破伤风
满月面容	面圆如满月，发红，伴胡须、痤疮	①库欣综合征。②长期用肾上腺皮质激素者
肢端肥大症面容	头大，耳鼻大，面长唇舌厚，下颌增大前凸，眉弓及两颧隆起	肢端肥大症
面具面容	面部呆板，无表情	帕金森病、脑炎

体位及步态检查

分类			临床意义
体位检查	被动体位		极度衰弱、意识丧失
	强迫体位	强迫仰卧位	急性腹膜炎
		强迫侧卧位	一侧胸膜炎、胸腔积液
		强迫坐位	心肺功能不全
		辗转体位	胆绞痛、肾绞痛、肠绞痛
		角弓反张	破伤风、小儿脑膜炎
步态检查	蹒跚步态		佝偻病、大骨节病
	醉酒步态		小脑疾病
	共济失调步态		小脑或脊髓后索疾病
	慌张步态		震颤麻痹
	剪刀步态		脑瘫或截瘫
	痉挛性偏瘫步态		脑血管疾病后遗症
	间歇性跛行		下肢动脉硬化

考点　淋巴结检查★

临床表现	临床意义
局部淋巴结肿大	①非特异性淋巴结炎：口腔内炎症→颌下淋巴结肿大。②淋巴结结核。③恶性肿瘤淋巴结转移：腹腔脏器癌肿转移→左锁骨上淋巴结肿大
全身浅表淋巴结肿大	①淋巴细胞性白血病。②淋巴瘤。③传染性单核细胞增多症。④系统性红斑狼疮

考点　颈部检查

临床表现		临床意义
颈静脉怒张		右心功能不全、缩窄性心包炎、心包积液
颈动脉搏动明显		主动脉瓣关闭不全、甲亢、高血压、严重贫血
甲状腺肿大	Ⅰ度：能触及，不能看出	单纯性甲状腺肿、甲亢、甲状腺肿瘤
	Ⅱ度：能看到，胸锁乳突肌以内	
	Ⅲ度：超过胸锁乳突肌外缘	
气管	向健侧移位	大量胸腔积液、气胸、纵隔肿瘤
	向患侧移位	肺不张、胸膜粘连

考点 肺和胸膜检查★

肺与胸膜的视诊、触诊、叩诊、听诊

		临床表现	临床意义
视诊		库斯莫尔呼吸：呼吸深大	尿毒症，糖尿病酮症酸中毒
		潮式呼吸：浅慢→深快，深快→浅慢，停止片刻	脑炎、颅压增高
		间停呼吸：深度相同的呼吸，间隔一段时间	临终极危征象
触诊		语颤加强	①肺实变。②压迫性肺不张。③浅大肺空洞
		语颤减弱或消失	①气液过多。②支气管阻塞。③胸膜粘连
		腋中线 5~7 肋间隙，胸膜摩擦感	胸膜炎
叩诊		浊音与实音	①肺组织含气量减少。②胸腔积液
		鼓音	①胸腔积气。②肺大疱。③空洞性肺结核
		过清音	①阻塞性肺气肿。②支气管哮喘发作时
听诊	正常	支气管呼吸音：正常人在喉、胸骨上窝，背部 C_6~T_2 闻及	
		支气管肺泡呼吸音：正常人在胸骨角，肩胛间 $T_{3~4}$，右肺尖闻及	
	病理	肺泡呼吸音增强	进入肺泡的空气↑（运动、发热、甲亢）
		肺泡呼吸音减弱	进入肺泡的空气↓（肋骨软化、支气管炎）

诊断学基础

啰音、胸膜摩擦音检查

		听诊特点	临床意义
啰音检查	干啰音	呼气明显，多变，调高	支气管病变
	湿啰音	吸气明显，固定，咳嗽减轻	肺与支气管病变
胸膜摩擦音检查		吸气末、呼气初明显	胸膜炎症，胸膜肿瘤，胸膜高度干燥

呼吸系统常见疾病的体征★

检查项目		肺实变	阻塞性肺气肿	胸腔积液	阻塞性肺不张	气胸
视诊	胸廓	对称	桶状胸	患侧饱满	患侧下陷	患侧饱满
	呼吸动度	患侧减弱或消失	两侧减弱	患侧减弱或消失		
触诊	气管	居中	居中	偏向健侧	偏向患侧	
	语颤加强	√				
	语颤减弱		√	√	√	√

	检查项目	肺实变	阻塞性肺气肿	胸腔积液	阻塞性肺不张	气胸
叩诊	浊音			√	√	
	实音	√		√	√	
	鼓音					√
	过清音		√			
听诊	肺泡呼吸音	患侧消失	两侧减弱	患侧减弱或消失	患侧消失	患侧减弱或消失
	病理性支气管呼吸音	√		√		

诊断学基础

考点 心脏、血管检查

心脏视诊、触诊、叩诊

		临床表现	临床意义
视诊	心尖搏动	左移	右室增大
		健侧移位	一侧胸腔积液、气胸
		患侧移位	一侧肺不张、胸膜粘连
		强度增加	左室肥大、甲亢、发热、严重贫血
		强度减弱	心包积液，胸腔积液、积气，阻塞性肺气肿
		负性心尖搏动	粘连性心包炎，显著右心室肥大
触诊	心脏震颤（猫喘）		器质性心血管疾病
	心包摩擦感		干性心包炎
叩诊	浊音界移向患侧		胸膜增厚粘连，肺不张
	浊音界移向健侧		胸腔积液、积气
	靴形		主动脉瓣关闭不全、高血压性心脏病
	梨形		二尖瓣狭窄
	烧瓶形		心包积液

心律、心音听诊★

		临床表现	临床意义
心律听诊		房颤：心律绝对不规则、S_1 强弱不等、脉搏短绌	二尖瓣狭窄、甲亢、冠心病
心音听诊	心音增强	$S_1 \uparrow$	发热、甲亢、二尖瓣狭窄
		$A_2 \uparrow$	高血压、动脉粥样硬化
		$P_2 \uparrow$	肺动脉高压、二尖瓣狭窄、室间隔缺损
	心音减弱	$S_1 \downarrow$	心肌炎、心肌病、心肌梗死、二尖瓣关闭不全
		$A_2 \downarrow$	低血压、主动脉瓣狭窄和关闭不全
		$P_2 \downarrow$	肺动脉瓣狭窄或关闭不全
	奔马律	舒张早期奔马律	心肌功能严重障碍
	开瓣音	二尖瓣开放拍击音	二尖瓣狭窄而瓣膜弹性尚好

诊断学基础

收缩期杂音听诊★

	二尖瓣区	主动脉瓣区	肺动脉瓣区	胸骨左缘3、4肋间
时期	全收缩期，遮盖 S_1	不遮盖 S_1		
性质	递减型吹风样，粗糙响亮	喷射性/吹风样，粗糙响亮，递增－递减	喷射性，粗糙响亮	粗糙响亮
强度	3/6级以上		3/6级以上	3/6级以上
传导	左腋下/左肩胛下	颈部	四肢背部	心前区
体位	左侧卧位明显			
临床意义	二尖瓣关闭不全、二尖瓣脱垂	主动脉瓣狭窄	先天性肺动脉瓣狭窄	室间隔缺损

舒张期杂音听诊★

	二尖瓣区	主动脉瓣区	肺动脉瓣区
时期	舒张中晚期		
性质	隆隆样，低调局限，递增型	叹气样，递减型	叹气样，柔和，递减型
传导		胸骨下端左侧或心尖部	

	二尖瓣区	主动脉瓣区	肺动脉瓣区
体位	左侧卧位明显	坐位呼气末	卧位吸气末
临床意义	二尖瓣狭窄	风湿性主动脉瓣关闭不全	二尖瓣狭窄

循环系统常见疾病的体征 ★

		二尖瓣狭窄	二尖瓣关闭不全	主动脉瓣狭窄	主动脉瓣关闭不全	右心衰	心包积液
视诊	心尖搏动	左移	左下	左下	左下		减弱
触诊	震颤	舒张期	收缩期	收缩期	抬举搏动	肝大	肝大
	周围血管征			迟脉	水冲脉		奇脉
叩诊	浊音界	梨形	左下扩大	左下扩大	靴形	扩大	烧瓶状

诊断学基础

续表

			二尖瓣狭窄	二尖瓣关闭不全	主动脉瓣狭窄	主动脉瓣关闭不全	右心衰	心包积液
听诊	心音		S₁亢进	S₁减弱	S₁减弱			心音遥远,心率加快
	杂音	部位	心尖部	心尖部	主动脉瓣区	主动脉瓣第二听诊区	剑突下	
		时期	舒张中晚期	全收缩期	收缩期	舒张期	舒张早期	
		性质	隆隆样杂音	吹风样粗糙	喷射性粗糙	叹气样	奔马律	
		强度	局限递增	3/6级以上	递增－递减	递减型		
		传导		左腋下、左肩胛下角	颈部			
		体位	左侧卧位			前倾坐位		

考点　腹部检查

　　腹部常见疾病的体征

		肝硬化门脉高压	急性腹膜炎	肠梗阻
视诊		肝病面容	急性病容	
		蜘蛛痣、肝掌	强迫仰卧位，腹式呼吸消失	腹部呼吸减弱，肠型及蠕动波
触诊		质硬，脾大，腹水	腹膜刺激征（腹壁紧张＋压痛＋反跳痛）	压痛，绞窄性肠梗阻有腹肌紧张及反跳痛
叩诊		晚期肝浊音区缩小，移动性浊音阳性	肝浊音区缩小，渗出液多时，移动性浊音阳性	腹腔有多量渗出液时，可出现移动性浊音
听诊		肠鸣音正常	肠鸣音减弱	①机械性肠梗阻：肠鸣音亢进呈金属调。②麻痹性肠梗阻：肠鸣音减弱

考点　脊柱与四肢检查

		临床表现	临床意义
四肢检查		匙状甲	缺铁性贫血
		杵状指	支扩，发绀型先心病

考点 神经系统检查及临床意义

生理及病理反射检查★

检查项目	临床表现	临床意义
浅反射	角膜反射减弱或消失	三叉神经、面神经病变
	腹壁反射消失	昏迷、急性腹膜炎、锥体束病损
	提睾反射消失	第1~2腰椎病损、锥体束损害、局部病变
深反射	深反射减弱	末梢神经、神经根炎，脊髓灰质炎，脑或脊髓休克状态
病理反射	脑膜刺激征阳性	脑膜炎、蛛网膜下腔出血
	拉塞格征阳性	坐骨神经痛、腰骶神经根炎、腰突

第三单元 实验室诊断

考点 血液的一般检查★

检查项目	正常值		临床意义	
	男性	女性	数值增加	数值减少
血红蛋白（g/L）	130~175	115~150	严重慢性心肺疾病、缺氧、真性红细胞增多症	红细胞生成减少、红细胞破坏或丢失过多
红细胞（×10^{12}/L）	4.3~5.8	3.8~5.1		
白细胞 中性	(3.5~9.5)×10^9/L		急性感染、内出血、中毒性痢疾	病毒感染、药物、理化因素
白细胞 嗜酸			变态反应、寄生虫、血液病	伤寒、副伤寒
白细胞 淋巴			病毒或杆菌感染、血液病	放射线、应用皮质激素
血小板	(125~350)×10^9/L		真性红细胞增多症、出血性血小板增多症、白血病	生成障碍、破坏或消耗增多
网织红细胞	(24~84)×10^9/L		反映骨髓造血功能	

续表

检查项目	正常值		临床意义	
	男性	女性	数值增加	数值减少
红细胞沉降率（mm/h）	0~15	0~20	炎症，组织损伤及坏死，恶性肿瘤，贫血和高胆固醇血症	
C反应蛋白	<10mg/L		急性化脓性炎症，菌血症，组织坏死，恶性肿瘤等的早期	

考点 肝脏病实验室检查

检查项目	检查结果	临床意义
血清总胆红素（STB）、结合胆红素（CB）、非结合胆红素（UCB）	STB>17.1μmol/L	可诊断为黄疸
	STB 17.1~34.2μmol/L	隐性黄疸
	STB>34.2μmol/L	显性黄疸
	UCB增高为主	溶血性黄疸
	三者均增高	肝细胞性黄疸
	CB增高为主	阻塞性黄疸

检查项目	检查结果	临床意义
尿胆红素	阳性	肝细胞性黄疸
	强阳性	阻塞性黄疸
	阴性	溶血性黄疸
尿胆原	增高	肝细胞性黄疸
	降低	阻塞性黄疸
	明显增高	溶血性黄疸
ALT/AST	增高	急性病毒性肝炎、肝硬化
碱性磷酸酶	增高	胆道阻塞、肝脏疾病、鉴别黄疸、骨骼疾病
γ-谷氨酰转移酶	增高	胆道阻塞性疾病、肝脏疾病
乳酸脱氢酶	增高	急性心肌梗死，急、慢性活动性肝炎、肝癌
抗-HBs	阳性	注射过乙肝疫苗、曾感染过 HBV 和乙肝恢复期
抗-HBc	阳性	肝细胞受乙肝病毒侵害，HBV 在体内持续复制
抗-HBe	阳性	乙肝病毒复制减少，传染性降低

诊断学基础

考点　肾功能检查

检查项目	检查结果	临床意义
内生肌酐清除率	正常	$80 \sim 120mL/min$
	降低	早期肾损害、判断肾小球损害的敏感指标
血肌酐	增高	肾小球滤过功能减退、实质性肾损害
尿素氮	增高	肾血流不足，蛋白分解过多，严重肾病致慢性肾衰，尿路梗阻
β_2－微球蛋白	增高	早期肾小管损伤、肾移植后急性排斥反应早期
昼夜尿比密试验	夜尿多、比密低	肾小管功能受损

考点　淀粉酶检查及心肌损伤标志物

检查项目	临床意义（↑）	特征
血清淀粉酶	急性胰腺炎	$2 \sim 3$ 小时↑，$12 \sim 24$ 小时达高峰，$2 \sim 5$ 日后恢复正常，超过 $5000U/L$ 即有诊断价值
尿淀粉酶		$12 \sim 24$ 小时↑，$3 \sim 10$ 日后正常
肌酸激酶（CK）	急性心梗（AMI）	$3 \sim 8$ 小时↑，$10 \sim 36$ 小时高峰，$3 \sim 4$ 日后正常
肌钙蛋白 T	急性心梗的确定性标志物，判断微小心肌损伤	
脑钠肽（BNP）	$NT － proBNP > 2000pg/mL$ 可确定心衰	

考点 常用生化检查

检查项目	正常值 (mmol/L)	临床意义 升高	临床意义 降低	
血钾	3.5~5.5	急、慢性肾功能不全，肾上腺皮质功能不全	①低钾饮食、禁食。②呕吐，腹泻	
血钠	137~147	①输注大量高渗盐水。②原发性醛固酮增多症	①幽门梗阻。②利尿激素过多。③经尿、皮肤失钠过多	
血钙	2.2~2.7	①吸收增加。②溶骨增强	①摄入不足。②成骨增加	
空腹血糖	3.9~6.1	①诊断糖尿病。②肢端肥大症、皮质醇增多症、甲亢	①肾上腺皮质激素、生长激素缺乏。②肝糖原储存缺乏	
血清总胆固醇	<5.18	①动脉粥样硬化、冠心病。②肾病综合征、糖尿病、甲减	①甲亢。②重症肝病	恶性贫血
血清三酰甘油	<1.70			

考点 尿液检查

一般性状检查

检查项目	临床表现	临床意义
尿量	1000~2000mL/24h	正常
	>2500mL	多尿
	<400mL	少尿
	<100mL	无尿
颜色	血尿	泌尿系结石、炎症、结核，凝血障碍
	血红蛋白尿	阵发性睡眠性血红蛋白尿、蚕豆病
	胆红素尿	阻塞性或肝细胞性黄疸
	乳糜尿	丝虫病
	脓尿和菌尿	肾盂肾炎、膀胱炎
气味	烂苹果味	糖尿病酮症酸中毒
	氨味	膀胱炎、慢性尿潴留
尿比重	增高	急性肾炎、糖尿病、肾病综合征
	减低	尿崩症、慢性肾炎、慢性肾衰

化学检查、显微镜检查

	检查项目	临床意义
化学检查	蛋白尿（尿蛋白定性实验阳性/定量试验 > 150mg/24h）	①肾小球性：肾小球疾病。②肾小管性：肾盂肾炎、间质性肾炎。③混合性：慢性肾炎、糖尿病肾病、狼疮肾。④溢出性：多发性骨髓瘤，巨球蛋白血症。⑤组织性：肾脏肾炎
	尿糖	①糖尿病、甲亢、库欣综合征。②精神刺激、颅脑外伤。③慢性肾炎
	尿酮体	糖尿病酮症酸中毒、妊娠呕吐、重症不能进食
显微镜检查	红细胞	镜下血尿 > 3/HP：急、慢性肾小球肾炎，急性膀胱炎，肾结石
	白、脓细胞	镜下脓尿 > 5/HP：肾盂肾炎、膀胱炎、尿道炎、肾结核
	管型　透明管型	肾实质病（肾病综合征）
	管型　细胞管型	红细胞管型：急性肾炎、慢性肾炎急性发作、狼疮性肾炎
		白细胞管型：肾盂肾炎、间质性肾炎
	管型　颗粒管型	急、慢性肾炎及肾小球损害
	管型　蜡样管型	慢性肾炎晚期
	管型　脂肪管型	肾病综合征、慢性肾炎急性发作
	菌落	尿路感染（≥10^5/mL）

诊断学基础

考点 粪便检查

检查项目	临床表现	临床意义
一般性状检查	米泔水样	霍乱
	冻状便	肠易激综合征，慢性菌痢
	鲜血便	肠道下段出血
	柏油样	上消化道出血
	灰白色	阻塞性黄疸
	细条状	直肠癌
	绿稀便	消化不良
	黏液脓样	痢疾、溃疡性结肠炎、直肠癌
	暗红色果酱样	阿米巴痢疾
显微镜检查	白细胞增多	菌痢，溃疡性结肠炎
	红细胞增多	肠道下段炎症或出血
	巨噬细胞增多	菌痢、溃疡性结肠炎
化学检查	隐血试验阳性（出血量 >5mL）	消化性溃疡活动期
	粪胆原及粪胆素	增多：溶血性黄疸。减少：阻塞性黄疸

考点　浆膜腔穿刺液检查

漏出液与渗出液的鉴别

类别	漏出液	渗出液
原因	非炎症所致	炎症、肿瘤、物理化学刺激
外观	淡黄，浆液性	不定，黄色、脓性、血性、乳糜性等
透明度	透明或混浊	混浊
凝固	不自凝	自凝
比重	<1.015	>1.018
黏蛋白定性	（－）	（＋）
蛋白质定量	<25g/L	>30g/L
葡萄糖定量	≈血糖	<血糖
乳酸脱氢酶	<200U/L	>200U/L
细胞计数	<100×10⁶/L	>500×10⁶/L
细胞分类	以淋巴细胞为主，无病菌	以中性粒细胞和淋巴细胞为主，有病菌
细菌学检查	（－）	可找到病原菌

第四单元　心电图诊断

考点　常见异常心电图

常见病证		心电图表现
心房肥大	左房肥大	P波增宽，呈双峰型，多见于二尖瓣狭窄，故称"二尖瓣型P波"
	右房肥大	P波高尖，Ⅱ、Ⅲ、aVF明显，又称"肺型P波"
心室肥大	左室肥大	①QRS波群电压增高、时间延长。②T波低平、双向。③电轴左偏
	右室肥大	①QRS波群形态改变。②电轴右偏。③$R_{v1} + S_{v5} > 1.05mV$。④V_1R或V_3R导联ST段下移$>0.05mV$
心肌梗死		缺血性T波改变，ST段抬高，坏死型Q波

常见病证		心电图表现
心律失常	室性期前收缩（过早搏动）	提前出现宽大畸形的 QRS 波，其前无相关的 P 波或 P′波，T 波方向与 QRS 主波方向相反，完全性代偿间歇
	阵发性室上性心动过速	相当于一系列连续出现的房性/交界性期前收缩，QRS 波群形态正常，ST–T无变化/呈继发性 ST 段下移和 T 波倒置
	室性心动过速	相当于一系列连续的室性期前收缩，频率多在 100～250 次/分，节律可稍不齐，QRS 波宽大畸形，偶有心室夺获或室性融合波
	心房颤动	P 波消失，代以 f 波，RR 间距绝对不匀齐，QRS 波群形态通常正常
	房室传导阻滞	一度：P–R 间期延长 ≥0.12s，窦性 P 波后均有 QRS 波群
		二度Ⅰ型：P 波规律出现，P–R 间期进行性延长，直至 P 波后无 QRS 波群
		二度Ⅱ型：P–R 间期恒定，部分 P 波后无 QRS 波群（心室漏搏）
		三度：P 波与 QRS 波完全无关，心房率 > 心室率，QRS 波群形态正常

诊断学基础

常见病证		心电图表现
血钾异常	高血钾	T 波呈"帐篷状"，QRS 波群增宽，R 波降低，S 波加深，PR 及 QT 间期延长，P 波形态逐渐消失，ST 段压低
	低血钾	ST 段压低，T 波低平/倒置，U 波增高 > 0.1mV，T、U 波融合时，QU（QT）间期明显延长

第十二篇

传染病学

第一单元　病毒感染

考点　病毒性肝炎

病毒性肝炎的病原学、流行病学、发病机制、病理

分型		甲型	戊型	乙型	丙型	丁型
病原学		RNA 病毒		DNA 病毒	RNA 病毒	
流行病学	传染源	急性期患者和亚临床感染者		急、慢性患者和无症状 HBsAg 携带者		
	传播途径	粪－口		①输血及血制品。②母婴传播。③性传播		
	易感人群	没有特异性免疫力的人群		普遍易感		HBsAg 阴性的急、慢性肝炎或 HBV 携带者
发病机制		①免疫途径破坏肝细胞。②直接损伤肝细胞				
病理		①肝细胞变性和坏死。②炎症渗出反应。③肝细胞再生。④纤维组织增生				

传染病学

急性肝炎的临床表现

分型	分期	临床表现
急性黄疸型肝炎 （甲、戊肝）	黄疸前期	消化道症状：乏力、食欲减退、恶心呕吐、肝区胀痛、腹胀
	黄疸期	消化道症状轻，黄疸加深，皮肤瘙痒，大便淡灰白色，肝大触痛
	恢复期	肝脾回缩，肝功能正常
急性无黄疸型肝炎 （急性丙型肝炎）		同黄疸前期

慢性肝炎的临床表现

分度	临床表现
轻度	病程超过半年，肝生化轻度异常，或反复波动
中度	症状和体征介于轻度和重度之间
重度	明显或持续的肝炎（乏力、食欲不振、尿黄、便溏），肝病面容、蜘蛛痣、脾大，无门脉高压

重型肝炎、淤胆型肝炎、肝炎肝硬化的临床表现 ★

<table>
<tr><th colspan="2">分型</th><th colspan="2">临床表现</th></tr>
<tr><td rowspan="4">重型肝炎</td><td>急性重型肝炎</td><td rowspan="4">①极度乏力，严重消化道症状；②神经、精神症状；③明显出血倾向；④凝血酶原时间显著延长及 PTA＜40%；⑤黄疸进行性加深；⑥肝臭，扑翼样震颤及病理反射阳性，胆酶分离等</td><td>2 周内出现以Ⅱ度以上肝性脑病为特征的肝衰竭症候群</td></tr>
<tr><td>亚急性重型肝炎</td><td>起病较急，易转化为慢性肝炎或肝硬化</td></tr>
<tr><td>慢性重型肝炎</td><td>慢性肝病基础上短期内出现急性肝功能失代偿</td></tr>
<tr><td>慢性肝衰竭</td><td>慢性肝功能失代偿</td></tr>
<tr><td colspan="2">淤胆型肝炎</td><td colspan="2">肝内胆汁淤积，皮肤瘙痒、大便灰白、肝大，血清胆红素升高</td></tr>
<tr><td colspan="2">肝炎肝硬化</td><td colspan="2">门脉高压，肝缩小、脾增大、门静脉增宽</td></tr>
</table>

病毒性肝炎的肝生化指标

检查项目	检查结果
血清转氨酶	↑
血清胆红素	↑
血清蛋白	白蛋白↓，球蛋白↑，A/G↓

传染病学

续表

检查项目	检查结果
凝血酶原时间（PT）	↑
凝血酶原活动度（PTA）	↓
血胆固醇（Ch）	肝病严重↓，淤胆型肝炎↑
转肽酶（GGT）	↑
碱性磷酸酶（ALP）	↑
甲胎蛋白（AFP）	↑

考点　流行性感冒

病原学		流感病毒属正黏病毒科；100℃1分钟或56℃30分钟灭活
流行病学	传染源	流感患者、隐性感染者
	传播途径	呼吸道（飞沫传播和气溶胶传播）传播
	易感人群	普遍易感
	流行特征	突然暴发，迅速蔓延，波及面广，有季节性，流行6~8周自然停止。甲流——大流行，乙流——局部流行/散发
发病机制		病毒在呼吸道上皮细胞内复制，使其变性、坏死、溶解，产生炎症反应

病理	单纯型	纤毛柱状上皮细胞的变性坏死，黏膜充血水肿、单核细胞浸润
	肺炎性	肺充血水肿，支气管黏膜坏死，气道血性分泌物，黏膜下层灶性出血
临床表现	单纯型流感	骤起畏寒、发热，头痛、咽干、乏力等全身症状明显，呼吸道症状轻
	肺炎性流感	发病后 24 小时内出现高热、烦躁、呼吸困难、咳血痰和明显发绀
	并发症	①呼吸道并发症：细菌性气管炎、细菌性支气管炎、细菌性肺炎。②肺外并发症：雷耶综合征、中毒性休克、骨骼肌溶解、心肌炎
检查		白细胞（WBC）↓或正常，淋巴细胞相对增加；病毒特异抗原及其核酸检查
治疗		隔离、早期治疗、支持治疗、防治并发症、儿童忌用阿司匹林。抗病毒药：奥司他韦

考点 人禽流感

病原学		禽流感病毒属正黏病毒科
流行病学	传染源	被甲型流感病毒感染的禽类动物
	传播途径	呼吸道传播
	易感人群	人类对禽流感病毒不易感
发病机制		病毒与呼吸道表面的纤毛柱状上皮细胞的受体结合后进入细胞，并在细胞内复制；病毒颗粒释放并播散，继续感染其他细胞

续表

病理		主要特征为肺泡和支气管黏膜损伤严重，肺急性渗出性炎症改变，肺出血、弥漫性肺泡损伤和透明膜形成等；伴多器官组织损伤
临床表现		因感染的病毒亚型不同而异，从轻微的上呼吸道感染（发热和咳嗽）到严重肺炎、急性呼吸窘迫综合征、休克甚至死亡等不同表现
检查	血常规	白细胞正常或减少，淋巴细胞和血小板减少
	血生化	ALT↑、AST↑
	病原及血清学	对患者呼吸道标本进行禽流感病毒核酸检测（最常用的实验室确诊依据）
治疗	对症及支持治疗	氧疗、物理降温、解热药、止咳祛痰药；维持水、电解质平衡，加强营养，防治继发感染
	抗流感病毒	神经氨酸酶抑制剂：奥司他韦
		M_2 离子通道阻滞剂：金刚烷胺、金刚乙胺

考点 艾滋病

艾滋病的病原学、流行病学、发病机制与病理

病原学		单链 RNA 病毒
流行病学	传染源	艾滋病患者和无症状携带者
	传播途径	①性接触（主要）。②血源传播（输血注射、器官移植）。③母婴传播
	易感人群	普遍易感
发病机制		①HIV 借助 gp120 在体内复制。②HIV 破坏 CD_4^+ T 淋巴细胞→细胞免疫缺陷
病理		淋巴结病变；神经胶质细胞灶性坏死、血管周围炎、脱髓鞘改变

艾滋病的临床表现

分期	临床表现
急性期	①发热、头痛、眼眶痛、肌肉痛、咽痛、淋巴结肿大。②无瘙痒的红斑疹。③口腔念珠菌病和食管或肛肠溃疡。④中枢神经系统病变。⑤胃肠道症状（呕吐腹泻）
无症状期	临床无症状，血清检出 HIV 及 HIV 核心蛋白和包膜蛋白抗体，有传染性
艾滋病期	①发热、盗汗、腹泻，体重减轻 10% 以上。②神经精神症状（头痛、癫痫、进行性痴呆、下肢瘫痪）。③持续性全身淋巴结肿大。④机会性感染及肿瘤

传染病学

艾滋病的各种机会性感染及肿瘤

呼吸系统：卡氏肺孢子菌肺炎	皮肤：带状疱疹
中枢神经系统：病毒性脑膜炎	眼部：巨细胞病毒性视网膜炎
消化系统：肠道隐孢子虫感染	肿瘤：卡波西肉瘤
口腔：鹅口疮	

艾滋病的检查、诊断

检查	免疫学检查		CD_4^+T 淋巴细胞减少，$CD_4^+/CD_8^+ < 1.0$
	病原学检查	抗体检测（金标准）	包括筛查试验和补充试验，筛查试验阳性需经补充试验确定
		抗原检测	检测血清 p24 抗原
		核酸检测	
		耐药检测	
诊断	急性感染期：有流行病学史和相关临床表现，相关实验室检查		

治疗	抗病毒治疗	抗逆转录病毒疗法（ART），需终身治疗
	免疫重建	使患者受损的免疫功能恢复或接近正常
	机会性感染及恶性肿瘤的治疗	①肺孢子菌肺炎：首选复方磺胺甲噁唑。②结核病：异烟肼、利福平、利福布汀、乙胺丁醇、吡嗪酰胺等。③非结核分枝杆菌感染：克拉霉素＋利福布汀，或阿奇霉素＋乙胺丁醇＋利福布汀。④巨细胞病毒感染：更昔洛韦静脉滴注或缬更昔洛韦口服。⑤弓形虫脑病：乙胺嘧啶＋磺胺嘧啶。⑥念珠菌感染：氟康唑。⑦隐球菌感染：两性霉素 B＋5－氟胞嘧啶、氟康唑。⑧淋巴瘤和卡波西肉瘤：手术、化疗和放疗等
	一般治疗及对症支持治疗	

考点 肾综合征出血热

肾综合征出血热的病原学、流行病学、发病机制与病理、临床表现

病原学		汉坦病毒属，单股负链 RNA 病毒
流行病学	传染源	黑线姬鼠和褐家鼠
	传播途径	呼吸道、消化道、接触、垂直、虫媒传播
	流行特征	地区性（欧亚）；季节性和周期性；人群分布（青壮年男性农民多见）
发病机制		直接侵犯和诱导免疫损伤

续表

病理		全身小血管和毛细血管内皮细胞变性、坏死，肾脏病变最明显
临床表现	发热期	感染中毒症状——"三痛"（头痛、腰痛、眼眶痛） 毛细血管损伤——"三红"（颜面、颈部、上胸部呈弥漫性潮红） 肾脏损伤——蛋白尿、血尿、少尿
	低血压休克期	热退后病情反而加重，出现低血容量性休克
	少尿期	24 小时尿量 <400mL 为少尿， <50mL 为无尿，内脏出血，水、电解质紊乱
	多尿期	氮质血症，水、电解质紊乱，甚至出现感染性休克
	恢复期	24 小时尿量恢复到 2000mL 以内

肾综合征出血热的检查、诊断、治疗★

检查	血常规	WBC↑
	尿常规	大量尿蛋白、尿中出现膜状物
	生化	尿素氮和肌酐↑
	凝血	血小板↓
诊断		发热、出血、肾脏受损症状；"三痛""三红"；热退病重；典型的五期经过

治疗	发热期	①抗病毒（利巴韦林）。②减轻外渗（芦丁、VC）。③改善中毒症状（地塞米松）
	休克期	①补充血容量。②纠正酸中毒（碳酸氢钠）。③血管活性药物与糖皮质激素
	少尿期	①补液维持水、电解质、酸碱平衡。②高糖、高维生素、低蛋白饮食减少蛋白分解。③碳酸氢钠纠正代酸。④呋塞米促进利尿。⑤甘露醇导泻和放血疗法。⑥透析
	多尿期	①维持水与电解质平衡。②防治继发感染

考点　狂犬病

病原学		病死率几乎为100%。狂犬病毒易被紫外线、甲醛、70%乙醇等灭活
流行病学	传染源	主要是病犬
	传播途径	被患病动物咬伤
	易感人群	普遍易感
发病机制		感染过程分为局部组织内小量繁殖期、侵入中枢神经期、向各器官扩散期
病理		主要为急性弥漫性脑脊髓炎

表现	前驱期	发热、头痛、乏力、恶心、周身不适，对光敏感，有咽喉紧缩感
	兴奋期	高度兴奋，表现为极度恐惧、恐水、恐风，大汗流涎，体温可达40℃，心率快，血压高，瞳孔大
	麻痹期	痉挛减少，出现弛缓性瘫痪
治疗		隔离患者、对症治疗、抗病毒治疗
预防		①管理传染源（捕杀病犬）。②处理伤口（挤压出血，肥皂水冲洗，反复涂拭碘酊）。③预防接种

考点 流行性脑脊髓膜炎、流行性乙型脑炎 ★

流行性脑脊髓膜炎和流行性乙型脑炎的病原学、流行病学、发病机制与病理

	流行性脑脊髓膜炎（细菌感染）	流行性乙型脑炎（病毒感染）
病原学	脑膜炎奈瑟菌，分为A群（大流行，我国主要流株）、B群、C群	虫媒病毒乙组的黄病毒科；对热、乙醚和酸敏感，100℃2分钟、56℃半小时灭活

		流行性脑脊髓膜炎（细菌感染）	流行性乙型脑炎（病毒感染）
流行病学	传染源	带菌者和患者	主要为猪，蝙蝠可为长期寄存宿主
	传播途径	呼吸道飞沫直接传播	蚊虫叮咬
	易感人群	6个月~2岁的儿童常见	普遍易感（隐性感染），可获得持久免疫
	流行特征	冬春季发病，流行菌株以A群为主	严格的季节性（7~9月）
发病机制		细菌→血液→短暂的菌血症后的败血症→内毒素→血脑屏障→脑膜脊髓膜	病毒侵袭致神经细胞坏死、胶质细胞增生及炎性细胞浸润
病理		败血症期：血管内皮损害；脑膜炎期：软脑膜、蛛网膜（化脓性炎症）	神经细胞肿胀、变性及坏死；脑实质淋巴细胞和大单核细胞浸润

流行性脑脊髓膜炎和流行性乙型脑炎的临床表现、实验室检查

	流行性脑脊髓膜炎	流行性乙型脑炎
临床表现	①前驱期：上呼吸道感染症状。②败血症期：毒血症（皮疹、瘀点瘀斑）。③脑膜炎期：中枢神经症状［头痛呕吐、烦躁谵妄；脑膜刺激征（+）]	①初期：急骤，发热，头痛（最常见、最早出现）、食欲不振、呕吐。②极期：高热、意识障碍、惊厥或抽搐、呼吸衰竭、颅内高压及脑膜刺激征（+）

传染病学

续表

		流行性脑脊髓膜炎	流行性乙型脑炎
实验室检查	血象	WBC↑，以中性粒细胞为主	
		脑脊液压力↑	
	脑脊液	尿蛋白↑、糖↓、氯化物↓	糖及氯化物正常
	血清学	细菌培养（＋）、流脑特异性血清免疫检测（＋）	血清特异性 IgM 或脑脊液抗原检测（＋）

流行性脑脊髓膜炎和流行性乙型脑炎的鉴别诊断、治疗

		流行性脑脊髓膜炎	流行性乙型脑炎
鉴别诊断		结核性脑膜炎：脑脊液毛玻璃样改变	
		中毒性菌痢：脑膜刺激征（－）	
治疗		①抗菌：青霉素（首选）、头孢菌素、氯霉素或磺胺类药	①降温：物理降温；药物降温；亚冬眠疗法
		②对症：脱水降颅压	②止痉：20% 甘露醇快速静滴或静推；地西泮；巴比妥钠
		③暴发型：抗休克（扩充血容量、补充血容量、纠正酸中毒、血管活性药）	③防治呼吸衰竭：氧疗；脑水肿用脱水剂；呼吸兴奋剂（山梗菜碱）；吸痰、加强翻身引流；血管扩张剂（东莨菪碱）

第二单元 细菌感染

考点 伤寒

伤寒的病原学、流行病学、发病机制与病理、临床表现

病原学			伤寒杆菌（沙门菌属 D 组），对热抵抗力不强
流行病学			粪－口传播，水和食物污染是主因
发病机制			伤寒杆菌→肠壁淋巴结繁殖→菌血症→内毒素→全身器官及皮肤→再度侵入原已致敏的肠壁→溃疡、出血、穿孔
病理			全身单核－巨噬细胞系统的增生性反应，回肠末端的集合淋巴结和孤立淋巴结显著
临床表现	典型伤寒	初期	缓慢起病，弛张热
		极期	高热、特殊中毒面容、相对缓脉、皮疹（玫瑰疹）、肝脾大
		缓解期	体温下降，食欲好转，腹胀消失
	不典型伤寒	轻型	全身毒血症状轻，多见于发病前曾接受伤寒菌苗注射者
		暴发型	毒血症状严重，有畏寒、高热、腹痛、腹泻、中毒性脑病、心肌炎、休克
		迁延型	发热持续不退，热程可达 5 周以上。伴有慢性血吸虫病的伤寒患者常属此型
	并发症		肠出血、肠穿孔、中毒性心肌炎、中毒性肝炎、肺炎、胆囊炎

伤寒的实验室检查、治疗

实验室检查	常规检查	白细胞↓、便潜血试验（＋）
	血清学	肥达反应（＋）——"O"抗体凝集效价≥1:80，"H"抗体凝集效价≥1:160，或抗"O"抗体效价有4倍以上升高，才有诊断价值
	病原学	①细菌培养是确诊依据，病程第1周阳性率达80%。②骨髓培养阳性率达90%。③粪便培养，病程第3~4周阳性率最高，达75%。④尿培养，病程第3~4周阳性率25%
治疗		氟喹诺酮类药物为首选，第三代头孢菌素适用于孕妇、儿童、哺乳期妇女

考点 细菌性痢疾、霍乱★

	细菌性痢疾	霍乱
病原学	痢疾杆菌属肠杆菌科志贺菌属	霍乱弧菌，O_1群是主要流行株
流行病学	粪–口传播	粪–口传播（主要）
发病机制	志贺菌→肠黏膜上皮细胞（乙状结肠和直肠为主）繁殖→肠黏膜炎症、坏死→黏液脓血便	小肠黏膜黏液层→霍乱肠毒素→隐窝细胞＋杯状细胞分泌并抑制绒毛膜吸收→米泔水样大便
病理	急性弥漫性纤维蛋白渗出性炎症	脱水、电解质紊乱、代酸

	细菌性痢疾	霍乱
表现	急性菌痢：①典型菌痢：发热、腹痛、腹泻、里急后重、黏液或脓血便。②中毒性菌痢：感染性休克，剧烈头痛、昏迷等中枢神经系统表现。慢性菌痢：病程超2个月	①泻吐期：剧烈腹泻，米泔或洗肉水样便；先泻后吐，喷射状；无里急后重及发热。②脱水期：低血钾（肠胀气）、低血钠（肌肉痉挛）、代酸（深大呼吸）
检查	WBC≥15/HP，便培养有志贺菌是金标准	便培养 O_1 群或 O_{139} 群霍乱弧菌，血清凝集试验呈4倍以上/杀弧菌抗体8倍以上增长
鉴别	大便培养阳性前5天内有腹泻症状，为轻型霍乱	
治疗	喹诺酮类、头孢类、阿奇霉素、小檗碱	补液疗法：541液，最初24小时输入3000~4000mL（轻）

考点　鼠疫

鼠疫的病原学、流行病学、病理与临床表现

	病原学	鼠疫耶尔森菌，有抗吞噬作用，主要抗原成分有荚膜 F1 抗原和毒力 V/W；抗原兼性厌氧菌；对光、热、干燥及一般消毒剂均甚敏感
流行病学	传染源	主要是鼠类和其他啮齿动物，褐家鼠、黄胸鼠是人间鼠疫的主要传染源
	传播途径	媒介（蚤叮咬是最主要的传播途径）、直接接触、呼吸道、消化道传播
	易感人群	人群对鼠疫普遍易感

病理	淋巴管、血管内皮细胞受损和急性出血性坏死性炎症
临床表现	①腺鼠疫：最为常见，突发寒战、高热、头痛等全身中毒症状，受侵部位淋巴结炎。②肺鼠疫：全身中毒症状明显，剧烈胸痛、咳嗽、咳大量粉红色泡沫样痰或鲜红色血痰、呼吸困难、发绀，肺部可闻及少量散在湿啰音或轻微的胸膜摩擦音。③败血症型鼠疫：高热、寒战，谵妄或昏迷，面色苍白、血压下降、皮肤黏膜广泛出血等休克和 DIC 表现。④轻型鼠疫：热轻、局部淋巴结肿大、轻度压痛、偶见化脓。⑤其他类型鼠疫：皮肤鼠疫、肠鼠疫等，临床少见

鼠疫的检查、治疗

检查	常规检查	白细胞（中性粒细胞为主）↑，红细胞、血红蛋白与血小板↓，蛋白尿、血尿及红细胞、白细胞和上皮细胞管型，粪便潜血可阳性
	病原学检查	细菌培养、涂片镜检、动物接种等检出病原菌；PCR 或实时荧光 PCR 方法检测出鼠疫杆菌核酸；使用胶体金、反向间接血凝试验（RIHA）或酶联免疫吸附试验（ELISA）可检测出鼠疫杆菌 F1 抗原
	血清学检查	IHA 或 ELISA 检测血清鼠疫杆菌 F1 抗体阳转或恢复期较急性期滴度呈 4 倍及以上升高
	胸部影像学检查	早期可见肺内浸润性阴影，后发展为双肺大片实变

治疗		①一般及支持对症治疗：隔离消毒，适当补液，降温措施，镇静止痛，血小板及肝素抗凝治疗等。②病原治疗：抗菌药物，首选链霉素

考点 结核病

病原学		人结核分枝杆菌为人类结核病的主要病原体
流行病学	传染源	开放性肺结核患者的排菌
	传播途径	呼吸道、消化道、垂直、经皮肤伤口感染和上呼吸道直接接种传播
	易感人群	社会经济落后地区人群，婴幼儿、青春后期少年及老年人发病率较高
发病机制		T细胞介导的细胞免疫对结核病发病、演变及转归产生决定性影响
病理		渗出型、增生型病变，干酪样坏死
临床表现		以肺结核表现为主。①发热（多为长期低热），伴乏力、夜间盗汗等。②浸润性病灶咳嗽轻微，干咳或仅有少量黏液痰。合并支气管结核则咳嗽加剧，刺激性呛咳，伴局限性哮鸣。③继发性肺结核听诊闻及细湿啰音等

传染病学

检查	细菌学检查	痰结核分枝杆菌检查（最特异），抗酸杆菌阳性肺结核诊断即基本成立	
	X线检查	原发型	肺内原发灶、淋巴管炎和肿大的肺门或纵隔淋巴结组成的哑铃状病灶
		急性血行播散型	粟粒状阴影
		继发性	云絮片状，或斑点（片）结节状，干酪性病变密度偏高面不均匀，常有透亮区或空洞形成
预防		①建立防治系统。②早期发现和彻底治疗患者。③疫苗	

第十三篇

医学伦理学

考点 医学伦理学与医学目的、医学模式、中国医学的道德传统

	细目	要点	记忆点
医学伦理学与医学目的、医学模式	医学伦理学	研究对象	①医务人员与患者（包括患者家属）的关系。②医务人员之间的关系。③医务人员与社会的关系。④医务人员与医学发展的关系
	医学模式	医学模式的类型	生物－心理－社会医学模式
中国医学的道德传统	中国古代医学家的道德境界		张仲景："上以疗君亲之疾，下以救贫贱之厄"
			孙思邈："论大医习业""论大医精诚"

考点 医学道德的规范体系

细目	要点	记忆点
医学道德原则	内容	尊重、有利、公正
医学道德情感	概念	对患者、对医疗卫生工作的职业态度和内心体验
	内容	同情感、责任感、事业感

续表

细目	要点	记忆点
医学道德良心	概念	在履行义务的过程中形成的道德责任感和自我评价能力
	作用	医疗行为前的选择作用，医疗行为中的监督作用，医疗行为后的评价作用

考点　处理与患者关系的道德要求

细目	要点		记忆点
医患关系的特点	医患关系	技术方面	医患间因诊疗方案、措施的制定和实施而产生的关系
		非技术方面	医患交往过程中在社会、法律、道德、心理、经济等方面建立起来的人际关系
	模式		主动－被动型、指导－合作型、共同参与型
与患者沟通的道德要求	与患者沟通的原则		尊重、自律、科学原则

考点　临床诊疗的道德要求

细目	要点	记忆点
临床诊疗的道德原则	临床诊疗的道德原则	最优化原则（最普通、最基本）、知情同意原则、保密原则、生命价值原则
临床诊断的道德要求	中医四诊的道德要求	安神定志、实事求是
	辅助检查的道德要求	①目的明确，诊治需要。②知情同意，尽职尽责。③综合分析，切忌片面。④密切联系，加强协作
	体格检查的道德要求	①全面系统，认真细致。②关心体贴，减少痛苦。③尊重患者，心正无私
新技术临床应用的道德要求	人体器官移植的伦理原则	知情同意、尊重、效用、禁止商业化、保密、伦理审查原则
	人类胚胎干细胞研究和应用的伦理原则	尊重、知情同意、安全和有效、防止商品化原则

考点 医学研究的道德要求、医学道德的评价与良好医德的养成

	细目	要点	记忆点
医学研究的道德要求	人体试验的道德要求	人体试验的道德原则	知情同意、维护受试者利益、医学目的、特殊保护、伦理审查与科学审查统一原则
医学道德的评价与良好医德的养成	医学道德评价	评价的标准	疗效、社会、科学标准
	评价的原则	评价的方式	内心信念、社会舆论、传统习俗

第十四篇

卫生法规

考点　卫生法的概念和渊源、卫生法律责任

	细目	要点	记忆点		
卫生法的概念和渊源	概念和渊源	渊源	《宪法》	国家的根本大法，由全国人民代表大会制定	
			法律	包括由全国人民代表大会制定的基本法律和由全国人民代表大会常务委员会制定的非基本法律，其法律效力仅次于《宪法》	
			卫生行政法规	国务院根据宪法和法律制定行政法规，由总理签署国务院令公布	
	基本原则和作用	基本原则	卫生保护、预防为主、公平、保护社会健康、患者自主原则		
卫生法律责任	民事责任	承担方式	停止侵害；排除妨碍；消除危险；返还财产；恢复原状；修理、重作、更换；继续履行；赔偿损失（主要形式）；支付违约金；消除影响、恢复名誉；赔礼道歉		
	行政责任	种类	警告、记过、记大过、降级、撤职、开除等		
	刑事责任	方式	刑罚	主刑	管制、拘役、有期徒刑、无期徒刑、死刑
				附加刑	罚金、剥夺政治权利、没收财产

卫生法规

考点 中华人民共和国医师法

细目	要点		记忆点	
医师资格考试制度	执业、助理医师资格考试的条件	执业	医学专业本科以上	参加医学专业工作实践满1年
			医学专业专科学历	取得助理医师执业证书后2年
		助理	医学专业专科学历	参加医学专业工作实践满1年
			师承/确有专长	经考核合格并推荐可报考
医师执业注册制度	注册条件及办理	卫生健康主管部门应当自受理申请之日起二十个工作日内准予注册		

考点 中华人民共和国药品管理法

细目	要点	记忆点
禁止生产/配制、销售假药与劣药	假药	①药品所含成分与国家药品标准规定的成分不符。②以非药品/他种药品冒充。③变质的药品。④药品所标明的适应证/功能主治超出规定范围
	劣药	药品成分的含量不符合国家药品标准；超过有效期的药品等

细目	要点	记忆点	
特殊药品的管理	特殊药品的分类	麻醉药品、精神药品、医疗用毒性药品、放射性药品	
	麻醉药品和精神药品管理相关规定	为门（急）诊患者开具	①麻醉药品注射剂：一次常用量。②控缓释制剂：每张处方不得超过 7 日常用量。③其他剂型：每张处方不得超过 3 日常用量
		保存期限	①普通处方、急诊处方、儿科处方：1 年。②医疗用毒性药品、第二类精神药品处方：2 年。③麻醉药品和第一类精神药品处方：3 年
	医疗用毒性药品管理的相关规定	每次处方剂量不得超过 2 日极量	

考点　中华人民共和国传染病防治法

细目	要点	记忆点		
概述	方针	预防为主、防治结合、分类管理、依靠科学、依靠群众		
	法定传染病的分类	甲类	鼠疫、霍乱	
		乙类	传染性非典型肺炎、艾滋病、病毒性肝炎、人感染高致病性禽流感、流行性出血热、狂犬病、流行性乙型脑炎、炭疽等	
		丙类	流行性感冒、流行性腮腺炎、风疹、麻风病等	
		对乙类传染病中传染性非典型肺炎、炭疽中的肺炭疽采取甲类传染病的预防、控制措施		
传染病预防与疫情报告	各级机构的职责	医疗机构	防止传染病的医源性感染和医院感染等	
		疾病预防控制机构	实施预防控制计划、方案；传染病监测、预测；流行病学调查；开展实验室检测、诊断；普及知识等	
传染病疫情控制措施	医疗机构应采取的措施	医疗机构发现甲类传染病时，应对患者、病原携带者予以隔离治疗；对疑似患者，确诊前在指定场所单独隔离治疗等		

考点 突发公共卫生事件应急条例、医疗纠纷预防和处理条例、中华人民共和国中医药法

	细目	要点	记忆点
突发公共卫生事件应急条例	概述	应急工作的方针及原则	预防为主、常备不懈；统一领导、分级负责、反应及时、措施果断、依靠科学、加强合作
	报告与信息发布	时限要求	2 小时内
医疗纠纷预防和处理条例	医疗纠纷的处理	病历资料、现场实物等的封存	对死因有异议的应在患者死亡后 48 小时内进行尸检，具备尸体冻存条件的可延长至 7 日
中医药法	概述	发展中医药事业的方针	中西医并重

卫生法规

考点　医疗损害责任★

细目	要点	记忆点
概述	医疗损害责任的赔偿主体	患者在诊疗活动中受到损害,由医疗机构承担赔偿责任
医疗机构承担赔偿责任的情形	泄露患者隐私或个人信息	泄露患者的隐私和个人信息,或者未经患者同意公开其病历资料的,应当承担侵权责任
紧急情况下的医疗措施	紧急情况下实施相应医疗措施的条件和程序	因抢救生命垂危的患者等紧急情况,不能取得患者或者其近亲属意见的,经医疗机构负责人或者授权的负责人批准,可以立即实施相应的医疗措施
病历资料	复制	患者有权复印或者复制其门诊病历、住院志、体温单、医嘱单、化验单（检验报告）、医学影像检查资料、特殊检查同意书、手术同意书、手术及麻醉记录单、病理资料、护理记录以及国务院卫生行政部门规定的其他病历资料

考点 中华人民共和国基本医疗卫生与健康促进法

细目	要点	记忆点
概述	尊重、保护公民的健康权	国家建立基本医疗卫生制度，建立健全医疗卫生服务体系，保护和实现公民获得基本医疗卫生服务的权利
基本医疗卫生服务	基本医疗卫生服务的组成	基本医疗卫生服务包括基本公共卫生服务和基本医疗服务。基本公共卫生服务由国家免费提供
医疗机构	医疗卫生机构的分类管理	国家对医疗卫生机构实行分类管理